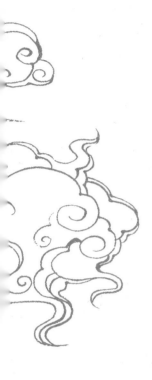

名老中医李桂贤

医案医话辑要

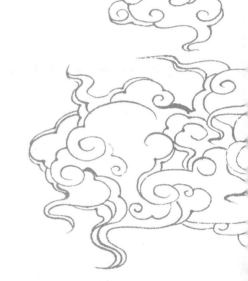

李桂贤
陈国忠　主编

U0345782

广西科学技术出版社

图书在版编目（CIP）数据

名老中医李桂贤医案医话辑要 / 李桂贤，陈国忠主编 .
—南宁：广西科学技术出版社，2021.12（2024.4 重印）
ISBN 978-7-5551-1322-5

Ⅰ．①名…　Ⅱ．①李…　②陈…　Ⅲ．①医案—汇编—
中国—现代　②医话—汇编—中国—现代　Ⅳ．① R249.7

中国版本图书馆 CIP 数据核字（2022）第 000735 号

MINGLAOZHONGYI LIGUIXIAN YI'AN YIHUA JIYAO

名老中医李桂贤医案医话辑要

李桂贤　陈国忠　主编

责任编辑：张　珂　　　　　　　　　封面设计：梁　良
责任印制：韦文印　　　　　　　　　责任校对：夏晓雯

出　版　人：卢培钊
出版发行：广西科学技术出版社　　　社　　　址：广西南宁市东葛路 66 号
邮政编码：530023　　　　　　　　　网　　　址：http：//www.gxkjs.com

经　　销：全国各地新华书店
印　　刷：北京兰星球彩色印刷有限公司
开　　本：787 mm×1092 mm　1/16
印　　张：9　　　　　　　　　　　　字　　数：151 千字
版　　次：2021 年 12 月第 1 版　　　印　　次：2024 年 4 月第 3 次印刷
书　　号：ISBN 978-7-5551-1322-5
定　　价：85.00 元

傳承岐黃藝

以新楊國醫

精龍

李桂賢教授著心

大咸 乙亥夏 黨武一平

内容提要

　　本书为李桂贤教授40多年临床经验集成之作，分为上下两篇，上篇为弟子跟师临证医案，通过跟师抄方，理解和认识中医治病经典理论，总结李桂贤老师治病的经验和思想；下篇为李桂贤医话集录，记录临证师生互动、李桂贤老师的谆谆教诲及弟子跟师临证的心得体悟。本书论述精广，见识独到，系统、全面地展示李桂贤教授医德医风、诊疗经验、用药特色、养生方法、学术思想与创新，翔实地反映李桂贤教授临证经验及治学思想。

　　本书素材均来源于临床实践，既有诊病思路、组方配药，又有临证发微、侍诊心得。内容丰富，精辟之论颇多，如能细心品读，必能启迪思维，开阔临证视野，适用于广大中医、中西医结合临床工作者及中医药爱好者学习参考。

目　录

医家小传

李桂贤，女，汉族，广西中医药大学教授、主任医师、第五批全国老中医药专家学术经验继承指导老师，2016年被国家中医药管理局确定为全国名老中医药专家传承工作室领衔专家，首届广西名中医、广西优秀中医药人才指导老师，从事中医内科临床、教学、科研工作40多年，对中医脾胃病证及肝胆疾病的研究有很深的造诣，创立了"以和为纲"的中医学术体系，治病以"调气和中"为法，临床运用疗效显著。在患者眼里，李桂贤是一位德高望重的医家大师，因其处方疗疾往往不过三方，治病处方不过三剂起效，治病换方不过三方而收功，故有"李三方"的美誉。

1. 天地亲师　循循善诱

李桂贤于1956年11月出生于广西容县的山村，为家中长女，自幼家境贫寒，上学时由于家庭经济困难面临辍学。幸其父虽为农民，但是见识不同一般，子女皆同等对待，鼓励其完成学业，望其能走出大山。李桂贤不负厚望，敏而好学，克服上学山路险阻重重、山岚瘴气、毒蛇野兽及其他种种困难，终于在1975年抓住机会保送广西中医学院（现广西中医药大学），步入中医的殿堂。李桂贤在校期间废寝忘食，精研中医经典，旁及诸家；实习期间被分配至桂平县人民医院，得遇恩师杨福舜老先生，常跟随恩师出诊，体悟医道，提高医术。当时，桂平西山佛寺掌门龙师太与杨老先生为挚交，两人时常品茶论道。师太患有类风湿性关节炎，每逢发作，疼痛难忍，常请杨老先生诊治，李桂贤为杨老先生得意门生，故常随其左右侍诊。一日诊病毕，师太亲自待茶，只见师太于已满杯的茶水中投入

3个银圆，茶水虽满出茶杯但欲溢而未溢。师太看着年轻的李桂贤，莞尔一笑，道："投币于满杯的茶中而茶不溢是术，但要做到这个术，要求有清净之心，这个是道。"杨老先生解释道："术的体现与升华需要道的涵养，正如你所见，师太的待茶之术与其静修清净之心密切相关，故而要想使自己的医术有所提升，必不可缺少仁德仁心。"就这样，仁道深深地扎根在年轻的李桂贤心中，使她明白了"医道仁心"的道理。

20世纪80年代初期，李桂贤痛失一直鼓励她学习的父亲，她深深明白若没有父亲当初的支持与肯定，就没有这个从农村踏进高等中医学府的女娃子。李桂贤秉承父亲遗愿，虽刚成年，却有卓尔不凡之志。随后数年，醉心于中医药，精究方术，遍访名师，博采众长，并有幸得第一批全国名老中医、岭南"草药王"梁申老先生垂青，跟随梁老先生学习。梁申善用广西本草，授术于她，如治疗疫毒肝者，常于辨证处方中加一味解毒草，此草能解疫毒（乙肝病毒），捣烂外敷或煎汤内服，可解百毒；枫荷桂兼具枫桂和荷叶的形态，形气相彰，不仅具有枫桂舒筋活络、活血化瘀的功效，而且功同荷叶降暑下火，用于风湿痹阻，颇有效验；又如木蝴蝶、素馨花清疏和润、表里通调且善疏肝气和调胃络，乃肝脾失调证治之良药。李桂贤也常跟随朱恒端老先生上山采药。朱老先生言如在偏远山区、缺医少药的农村或外出郊游时遇到突发疾病，身上没有备用药，应熟悉周边花草的形色功用，利用好周边的草药，并传授李桂贤识药歌诀："方梗中空能祛风，对枝对叶能调红，叶边有刺皆消肿，叶中有浆拔毒功。"大意为茎杆空心的植物可治疗风湿骨痛，叶与枝均为对生的植物可外用止血，叶边有毛有刺的植物可治疗肌肉红肿疼痛，叶和根茎一搓即有黏滑浆液的可治疗无名肿毒或蛇、蝎、蜂、蜈蚣咬伤等。

2. 克矜己德　仁心仁术

20世纪80年代，初为医者的李桂贤便开始在广西中医学院第一附属医院（现广西中医药大学第一附属医院）门诊坐诊。秉承救济之心，无论贵贱贫富、远近亲疏皆一视同仁，凡有患者求治，不问昼夜寒暑，尽心医治。有段时间，李桂贤不小心崴伤了脚，伤处肿胀疼痛难忍，不得不在家休息，那两天，她家里请求出诊的电话从没间断过，一些患者甚至说要到她家去，把她抬到医院，"只要李主任肯给我们看病，要我们做什么都可以"。最后，她只休息了两天，就不得不在家人的护送下一瘸一拐地上班了。家人劝她多休息几天，她说："有的患者是从外地来的，来一趟很不容易，再说，跟他们的病痛相比，我这点伤算不了什么。"

李桂贤曾笑言："当了这么多年医生，我除了学会看病，还学会了另一门本事，那就是憋。"由于患者太多，李桂贤每次出诊一坐就是四五个小时，"吃也好，喝也好，都需要上洗手间，耽误时间"，李桂贤这样说。为了节省时间多给患者看病，她常常是一个接一个地看病，直到最后一个患者离开。

有一次，李桂贤中学时期的一位老师从容县老家来到医院挂了她的号后排队候诊。李桂贤早上8点就开始给患者"望闻问切"、开药方，压根就不知道多年不见的老师此时就站在窗口看着自己。一个多小时后，当老师笑眯眯地坐在她跟前说已候诊多时时，她才惊喜万分地拉着老师的手连说对不起。看完病后，她让老师坐在候诊室里等她下班后叙叙旧，送走最后一个患者时已过中午1点。老师悄悄走了，让护士给她留了一张便条：看到你对工作如此尽责，我很欣慰……

李桂贤多次获得广西中医药大学"十佳医师""医德标兵"称号，2007年被广西媒体报道评为"感动邕城百姓好医生"。

3. 至于爱命 人畜一也

李桂贤治病或内或外，或妇或儿，总以调运脾胃为旨。20世纪90年代，李桂贤曾医治一名身患白血病的9岁孩童。他原在上海市某医院治疗，当时医院已下结论为"不治之症"，通过放化疗或许能维持几年生命，其父母伤心至极，但不肯放弃。经人介绍慕名前来求诊，李桂贤通过望舌按脉后初步判断：非不治之症，中医药尚有回转之机。李桂贤提出"怪病疑难从中治"，认为只要中土健运，万物则生化不竭，生命亦生生不息。遂予经验方调气和中散加减。服药20剂后，患者因化疗脱落头发的头顶长出了新的黑发。因患者仍继续在上海住院接受西医治疗，故对院内西医专家隐瞒其中药治疗情况，后查指标，各项结果均已恢复正常，当时主治医师大为惊叹，一再追问，家属才告知医生患者在接受中药治疗。而后断续服药3年，患者诸症消失，精神状况良好，身康体健。其一家心怀感恩，治病疗疾恩同再造，遂让患者拜李桂贤为义母，至今常有联系，胜似亲人。

20 世纪 90 年代，南宁市动物园从非洲空运来一大批动物，有老虎、斑马等国家保护动物，由于水土不服，一时间这一大批动物上吐下泻。动物园兽医施治给药后效果不佳，遂邀请西医专家诊治，亦无疗效，这让动物园的工作人员一筹莫展。机缘巧合下他们请到了中医脾胃专家李桂贤。李桂贤赴动物园诊病，运用望诊，观察动物们的神色、形态及舌象，辨证施治，一畜一方，在动物口粮中夹杂中药送服，在服药的第二天，生病的动物就有了好转。一位女医师而且是一位中医师治好动物们的病，这一消息在动物园及广西医学界轰动一时。从那以后，动物园里一有生病的动物都是找李桂贤诊治，动物园为园里的动物专门在广西中医学院一附院办理了就诊卡，实实在在地成了李桂贤的中医"铁粉"，李桂贤曾笑言自己是动物界守护者！

4. 医法如人　始终如一

李桂贤治病以"调气和中"为法。调气和中法在于调理脏腑气机升降，而以脾胃为本，气机调畅则脾胃安和，脾胃安和谓之中正，中正则不偏不倚是为平人，平人者不病也。《中庸》曰："致中和，天地位焉，万物育焉。"只要达到"调气和中"的境界，阴阳便各安其位，万物自然生长化收藏，这是一种中庸的思想。调气和中法重视调和后天之本，顺应五脏六腑气机之性，达到阴阳相和的生理状态，恢复机体的自愈功能，这与仲景先师的"阴阳自和，病必自愈"的思想一脉相承。

李桂贤诊治的多为内科疑难症，患者遍布全国各地及东南亚地区，其中有经其他医生诊治无效而慕名前来者，其病情复杂多变，李桂贤处方选药多是清轻平和之品，但有桴鼓之效。正如东垣先生所言："善治者，唯在调和脾胃而已。"李桂贤取其意而不泥其迹，认为"当今居世，事多繁杂，变生郁证者，十居八九，此多波及肝木，木郁乘土，遂成一派肝郁脾虚、肝胃失和之证"，故治病立法，以和为纲，善调气机，协调肝脾胃气血，使脾升胃降，气血和润。《黄帝内经》云"心者，五脏六腑之大主，主明则下安"，李桂贤认为临证选用轻清流动、芳香平和之品，取其升清透达、怡悦情志、沁醒心神，大有调畅五脏气机之功。古人言，用药如用兵，李桂贤选药，平常无奇，平和中正，却能于疑难病中出入无碍，亦得益于其品德心性，用药亦如为人，谦谦平和，儒医者也。

在治病中，李桂贤强调整体，突出局部，衷中参西，优势互补，注重辨证与辨病相结合，重视气机升降理论的临床应用，调和肝脾气血，继承和发扬传统学术思想；在临床实践中，抓住气机升降失常为内伤病变的主要关键，三因制宜，调理脏腑气机顺逆，灵活采用升清降浊之法治疗脾胃病、肠道病证及肝胆疾病，疗效卓越，赢得美国、英国、新加坡、越南等国家以及港澳台地区众多患者的高度赞誉，为振兴广西医药卫生事业做出了贡献。

5. 桃李不言　下自成蹊

李桂贤于 1978 年 6 月毕业于广西中医学院，由于在校期间成绩优异，遂留校任教中医内科学。当年学校和附属医院的教学任务与临床工作分论而作，李桂贤认为没有临床的基础是教不出好的学生的，故在自己教学工作之余主动请缨到广西中医学院第一附属医院承担临床工作，即使没有报酬，李桂贤也一直坚持下来，支撑她的是始终如一的责任，能把书教好、把学生培养好就是她的责任！李桂贤工作从不脱离临床，立足八桂大地，从学校附属医院到地方医院，从城市到农村，都留下了她从医从教的足迹。20 世纪 90 年代初，李桂贤多次带教非中医类别医师中医药知识和技能系统培训班（简称"西学中"班），既到外地学习，又结合自身临床经验，将中医辨证论治、整体观念传递给学生。李桂贤临床教学，四十年如一日，秉赤诚之心，拳拳在念，培育人才，多次荣获广西中医药大学"优秀教师""师德标兵"等称号，至今已培养博士研究生 1 名、硕士研究生 40 多名、传承师带徒近 20 名，把自己积累的经验和心得毫无保留地传授给学生。如今桃李丰硕，其弟子有陈国忠教授，为第三批广西名中医、广西中医药大学第一附属医院脾胃病科一区主任；林才志教授，为国家中医药管理局科普巡讲专家；还有彭卓嵩主任医师，唐梅文博士、郑超伟博士、梁尧博士，赵一娜、林惠、王伟、李敏、李洁、苏攀、罗小云、李哮天、张天彬等一大批中医基础扎实、临床功底深厚的中医师。

6. 学术思想　传诸后人

　　李桂贤曾任广西中医药大学第一附属医院脾胃病科室主任、学科带头人，广西中医药大学硕士研究生导师，中医学（桂派杏林师承班）指导老师，世界中医药学会脾胃病专业委员会理事，中华中医药学会脾胃病分会委员，广西中医药学会脾胃病专业委员会副主任委员，广西中西医结合学会消化疾病分会副主任委员，《广西中医药大学学报》编委。曾先后获得广西科技进步奖二等奖、广西卫生适宜技术推广奖一等奖及三等奖、广西优秀教学成果三等奖等。李桂贤密切关注学科发展动向，具有较强的科研能力。近五年先后主持及参与国家自然科学基金项目 3 项、省部级项目 6 项、厅局级项目 16 项。撰写学术论文 50 多篇，编写教材、著作 6 部：《功能性胃肠病的防治与调养 100 问》《壮医内科学》《实用中西医内科丛书——消化内科分册》《熏洗疗法》《名老中医李桂贤脾胃病临证治验荟萃》《名老中医李桂贤医案医话辑要》。

　　李桂贤生性慈善，即使诊病延迟到中午一两点，来不及吃午餐，也会给远道而来未预约的患者加号加班，对于外地没钱诊治的患者也是慷慨解囊抑或免其诊费；李桂贤胸怀坦荡，在学术上一丝不苟，主张学术争鸣，但决不跟风盲从，对于与自身学术观点相左的专家学者亦保持和而不同。李桂贤生活朴素，淡泊名利，以其学识和为人，深受学生的爱戴、患者的称道、同事和领导的尊重。

　　2016 年底，在第六届广西中医脾胃病学术年会暨李桂贤全国名老中医学术经验传承交流会上，李桂贤毫无保留地分享了 40 多年的临床经验；2018 年，在"健康丝绸之路"建设暨第二届中国–东盟卫生合作论坛上，李桂贤受邀作为全国名老中医在会上向来自世界各国的国际友人展示中医药魅力并以其精湛的医术给外国领导人把脉诊病；2018 年，在中国首个医师节上，广西中医药大学第一附属医院授予李桂贤名老中医传承工作突出贡献奖。李桂贤虽已到退休年龄，但仍坚持在广西中医药大学第一附属医院八桂名医馆坐诊，每年门诊量上万人次，在救治疑难、重大疾病中不断创新、锐意进取，挽救了一个个垂危的生命，在临床带教中诲人不倦，她既是中国传统医学的传承者又是创新者，将一生所学传诸后人！

学术思想渊源

（一）李桂贤教授学术思想临床经验形成过程

1. 励志学医　刻苦求学

李桂贤教授在广西容县农村出生长大，年少时即有感于当时农村广大老百姓缺医少药的困境，遂以"不为良相，当为良医"为己任，立志学医救贫病之痛而有益于社会。李桂贤教授1978年于广西中医学院医疗系中医专业以优异成绩毕业并留校任教。为进一步学习深造，她于1986年9月到成都中医学院全国中医内科助教进修班学习1年，学习了硕士研究生的主要课程，经考试获国家教育委员会颁发的结业证书，获得硕士学历。

2. 勤求古训　推陈出新

中医学术博大精深，中医古籍浩如烟海，许多宝贵的学术精华记载在中医古籍里，为提高临床疗效，李桂贤教授诊暇教余，手不释卷、专心致志地研究中医古籍，对《黄帝内经》《本草纲目》《伤寒论》《金匮要略》等经典及后世各家医籍都有涉猎，从中获得丰富的启发和临床经验。在继承历代医家学术思想、学术经验和临床实践的基础上逐渐形成自己的学术体系，其中受《黄帝内经》、朱丹溪和黄元御的学术理论影响最深，尤其是黄元御的许多学术观点最受李桂贤教授推崇。李桂贤教授在继承历代医家气机升降理论基础上特别重视调和肝脾，认为调和肝脾是实现气机正常升降的重要条件之一，而升清降浊、调理气机升降也有助于调和肝脾，实现肝脾调和，木疏土运。

3. 治病救人　临床实践

李桂贤教授在临床中善待患者，急患者之所急，想患者之所想，得到患者的高度赞扬和同行的肯定。其临证重视疏肝健脾，理气和血，调理气机的升降，治疗脾胃病效果卓著，深受患者的欢迎，前来就诊的患者遍及海内外。

（二）对气机升降理论的阐发

人体脏腑、经络、气血不断升降出入运动，一刻不停，其中脾胃的升降运动是整个人体升降出入运动的"枢纽"。

1. 脾胃升降　气之枢纽

人与天地一体，都禀气而生，人与天地一样，其气一刻不停地运动变化，其运动变化的表现形式就是升降出入，在运动变化中维持着动态平衡。在全身气机出入升降运动中，脾胃的升清降浊运动是其中的枢纽。脾脏与胃腑阴阳相济，互为表里；脾胃五行皆属土，胃土恶燥喜润，脾土恶湿喜燥，燥湿交济；脾功能主运化水谷，为气血生化之源，有统血之能，亦主肌肉、四肢；胃主受纳和腐熟水谷，为水谷之海。可见，只有脾胃相辅相成，升降相因，才能共同完成消化、吸收水谷与运输气血精华的过程。脾升胃降，气机调达，气血充盛，先天得以充盛，后天得以濡养，因此称脾胃为"后天之本"。另外，人体各脏腑气机的升降如心火下降，肾水上升，肝主升发，肺主肃降，肺主呼气，肾主纳气等，均需要脾胃升降的配合、居中协调斡旋。脾和胃升降相因，相辅相成，对立中又统一，在升降中求得协调，维持着精微物质的运化与敷布及全身气机的升降运动平衡，是整个人体气机升降出入的枢纽。

2. 木疏土运　木土宜和

一方面，肝主疏泄，主升发，喜调达，恶抑郁。疏泄的实质是对气机的疏通、畅达、升发，表现在调畅情志、促进脾胃升降、促进胆汁分泌排泄和促进血液运行等方面，其中胆汁的分泌排泄和调畅情志都与脾胃的消化、吸收、代谢功能密切相关，脾胃的升降更是脏腑气机升降的中心环节。因此，整个脏腑气机升降有序又有赖于肝木的疏泄。另一方面，肝主藏血，体阴而用阳，肝主疏泄功能的发挥也有赖于脾胃运化水谷精微滋养。可见，肝脾关系是人体最重要的关系之一。肝属木，脾属土，木土宜和，木疏土运，动静相宜，统藏共济，则全身气血安和，气机畅达有序。李桂贤十分重视肝气舒达对脾胃功能正常发挥的影响，肝主升发，主情志，全身气机的畅达有序都有赖于肝主疏泄功能的正常发挥，肝失疏泄必然会影响患者的情绪，反之，患者情志抑郁、精神低落也会影响肝的疏泄，导致肝气郁结、全身气机不畅。现代社会生活节奏快，就业和工作竞争激烈，社会、家庭、工作、婚恋等观念产生明显变化，人们普遍难以适应，不同程度的焦虑、抑郁比较常见，因此李桂贤在临床中很注重疏肝解郁。肝胆为表里关系，肝气不舒也会影响胆的疏泄，"凡十一藏，取决于胆也"，食物的消化有赖于胆分泌胆汁的参与，如果肝气不畅影响胆的疏泄，胆汁分泌不足，食物消化不充分，必然影响脾的升清和胃的降浊功能。"胆者，中正之官，决断出焉"，现代社会交通、资讯发达，各方信息众多，观念纷繁多变，人们面对社会、家庭、工作、婚恋等各种问题时也易影响胆的疏泄功能。

3. 升降相因　调理脾胃

脏腑气机的升降是相辅相成的，升有时会有助于降，降有时会有助于升。因此，在调节脾胃时要注意疏肝柔肝，并根据脏腑气机升降规律和药物升降浮沉之性，或因势利导，或反向调整，或以升促降，或以降促升，使脏腑气机和调畅达。例如临床上由于大肠湿热壅滞导致痢疾时可以选用葛根升发清阳，同时用大黄通腑降浊；治疗痰气郁结导致的梅核气时，应用轻清升散的木蝴蝶利咽，配合降痰舒气的厚朴，应用苏梗升清，配合牛膝引血下行降浊……此外还有升阳散火、交通心肾、补南泻北等，其目的都在于使脏腑气机降中有升，升中有降，以降促升，以升促降，使升降协调，恢复脏腑正常生理功能，促使人体恢复健康。

4. 肝脾和谐　升降协调

肝属木，脾属土，木土宜和，如肝失疏泄，也会影响脾胃运化、升清降浊的功能。肝如疏泄不及，则会气机壅塞，脾气不升，脾失健运，水谷不消，可见胸胁胀满、情志抑郁、纳差食少、腹胀便溏，还会肝气犯胃，胃失和降，浊阴上逆，可见恶心呕吐、嗳气吞酸等症状；肝如疏泄太过，也会干扰脾气升降，出现"清气在下，则生飧泄"，证见腹痛泄泻，泻而痛不减，肠鸣矢气等。可见肝脾和谐是气机升降正常的重要条件之一。肝主疏泄，疏泄的实质是对气机的疏通、畅达、升发、和降的调节，只有恢复脾胃运化、升清降浊的功能，肝气才能调畅，肝脾才能和谐，可见健运脾胃、调理气机升降有助于调和肝脾。

5. 脾胃失调　百病由生

人体致病之因如六淫、饮食、情志、劳逸等均能造成气机紊乱，使脏腑功能失常，脏腑偏盛偏衰。脾主升清，胃主降浊，脾胃中气如车轮之轴，而心肝肺肾等四维如轮，如果脾胃失其升降之能，全身气机必然紊乱，失其出入升降之常，诸病丛生，如脾失升清，水谷不化，易出现腹胀脘闷、疲乏无力、肌肉瘦削、大便溏泄等症；胃气不降，浊气失降，则可见噎膈饱胀、嗳气嘈杂、便秘下痢等症。不仅如此，如脾胃运纳升降失常，心肺肝肾等其他脏腑慢慢也会受到影响，出现脏腑功能失常、脏腑偏盛偏衰的变化。现代社会由于生产力的快速发展，食物品种丰富，数量多，偏嗜肥甘厚味、辛辣刺激食物的人明显增多，再加上冰箱在家庭、餐饮业的应用，生冷瓜果、饮料极为普遍，因此，内伤饮食、脾胃受损的患者明显增多，脾胃失调，百病由此而生。李桂贤的学术思想偏重调理脾胃，也正是基于这样的社会背景。

6. 治病养生　不离脾胃

土长养万物，为后天之本，脾胃同为土，为人体后天之本，水谷精微的化生，清阳的输布，脏腑位置的维系，无不依赖于脾胃的升清降浊、纳运协调。因此，在临床上应根据具体情况或升清，或降浊，或升清、降浊同调，或疏肝健脾以和谐为期。脾胃病逐渐影响到其他脏腑时，可以治疗脾胃为主，调其升降；当其他脏腑的疾病影响到脾胃时，也应当重视调理脾胃，调其升降；不但治病要重视脾胃，养生也要重视调理脾胃，饮食生冷、饥饱不时等均会损伤脾胃，均宜戒之。

（三）运用"调气和中法"治疗脾胃病的学术思想

脾胃病是临床常见病，也是中医临床具有治疗优势的一类疾病。脾为太阴湿土之脏，喜燥恶湿，得阳温煦始能运化健旺；胃为阳明燥土之腑，喜润恶燥，得阴濡润始能腐熟通降。故有脾阳易虚，胃阴易亏之说，依据脾胃的生理和病机变化的特点，中医将胃痛、痞满、腹痛、呕吐、呃逆、噎膈、泄泻、痢疾、便秘等归属为脾胃病。李桂贤治脾胃病，以调气和中为法，升降其气机，和调其气血，效如桴鼓。

1. 脾胃病因病机阐述

（1）气机失调，升降失序

李桂贤认为，外感六淫、七情内伤、饮食不节、劳逸失度均可损脾伤胃，导致脾升胃降的功能失调而引起脾胃病。《素问·举痛论》曰："寒邪客于肠胃，厥逆上出，故痛而呕"，《素问·至真要大论》言："寒厥入胃，则内生心痛"，又如风邪犯脾胃，"胃风之状，颈多汗恶风，食饮不下，鬲塞不通，腹善满"，经又言"湿淫所胜 民病饮积心痛"，胃痛因其病变位于中脘及心口之下，故胃痛在古代文献中也常称为"心痛"。因寒性收引，易阻气机，气滞不通，不通则痛，若中阳素虚，更易外感寒邪而发病；中土主长夏，天暑下逼，地湿上蒸，湿热氤氲，湿邪重浊黏腻，又脾恶湿，外湿犯脾，脾受湿困，清阳不升，而浊气不降，升降失序，则见困倦疲乏、胃胀满闷、大便溏烂；风为百病之长，善行数变，易夹燥夹湿夹热，风胜则干，故而胃失和润，风湿热困则脾失升清，则头颈汗多、胃纳不佳、脘腹胀满。综上论言，可知外感六淫易阻脾胃气机，终致脾失升清胃失和降，成一派气机失调之象。李桂贤有言："外感六淫均为客邪，其一客者不可久留，其二天布五行以运万类，而六淫居之，善行数变。故在病之初起，往往因六淫而表现出一派寒湿、湿热、暑湿、风湿、风燥等证型的脾胃病，不可单纯见标治标，旨在恢复气机升降，方能万全。"

《杂病源流犀烛·胃病源流》言："胃痛，邪干胃脘病，唯肝气相乘为甚，以木性暴，且正克也。"由此可知，忧思恼怒，思则气结，怒则气逆，伤肝损脾，肝失疏泄，横逆犯胃，脾失健运，胃气阻滞，升降失序，此情志所伤而发本病。《素问·五藏别论篇》曰："水谷入口，胃实而肠虚，食下则肠实而胃虚。"又云："饮食自倍，肠胃乃伤。"如长期过食或饮酒无节，损伤胃体；饮食过度，胃肠盈实；或饥饱无常，损伤脾胃，均可致气机阻滞，发为脾胃病。《难经·四十九难》道："饮食劳倦则伤脾。"《脾胃论》又言："形体劳役则脾病，惟当以辛甘温之剂，补其中而升其阳。"李桂贤道："此疲劳伤脾。以'疲'通'脾'也。辛甘之剂，过于燥烈，不宜用之，唯以清轻平和之剂，调气和中，疏其肝气，和其脾络。"脾胃病者，虽有因外感六淫、情志内伤、饮食不节、劳逸失度，然以上病因，皆关于气，盖六淫邪气客留则气凝，情志内伤则气结，饮食不节食积内伤则气滞，疲劳倦怠则气耗，由此治脾胃病，须察其机，无不由气机失调、升降失序，皆当调气为法。

（2）气血失和，怫郁诸病

脾胃为后天之本，五脏六腑之海，气血生化之源，以奉生气血而周于性命，历代医家对培育这个后天中土尤为重视。明代孙一奎在《赤水玄珠全集》中曰："夫血者，水谷之精气也，补脾和胃，血自生矣。"脾胃受纳水谷，化生精气，中焦受气取汁，变化为血，故有脾胃为气血生化之源一说。李东垣在《内外伤辨·辨阴证阳证》指出："夫元气、谷气、荣气、清气、卫气、生发诸阳上升之气，此六者，皆饮食入胃，谷气上行，胃气之异名，其实一也。"可知，以上六气皆赖脾胃所生，脾胃为诸气之本（《理虚元鉴》言"气之源头在脾"，亦是明鉴），本立而道生，生生之谓易，而生机无穷。《黄帝内经》云："气血不和，百病乃变化而生。"朱丹溪又道："气血冲和，万病不生。一有怫郁，诸病生焉。"是故脾胃失和，升降失序，运化无力，气血乏源，百病诸起，东垣所谓"百病皆由脾胃衰而生也"，气血生化与气机升降亦是相辅相成。气血支持，供养着脾胃及其全身的气机升降运动，而脾胃的升降运动又促进运化水谷以产生气血，体现出脾胃为"仓廪之本"。李桂贤有感于此，告诫学生："调补气血勿忘升降气机，升降气机务使兼顾气血。此调和造化之机，调气不伤正，和血不滞碍，是为调气和中。"

2.调气和中　三法相宜

（1）审脏形，调气之虚实

《灵枢·本神》曰："肝气虚则恐，实则怒；脾气虚则四肢不用，五脏不安，实则腹胀，泾溲不利；心气虚则悲，实则笑不休；肺气虚则鼻塞不利少气，实则喘喝，胸盈仰息；肾气虚则厥，实则胀。"五脏气各有病形，观其外候以知脏气虚实。肝为肾子，肾为肝母，肝气虚而盗母气，故见肾志之恐，夜寐不安，易受惊吓；肝气实则见肝志之怒，情绪亢奋，面色红赤；脾气虚则化源告乏，五脏失其濡养，出现多种脏腑功能失调；若湿浊内困、饮食内伤或食滞内积引起脾气壅实，易致脘腹胀满、排便不畅；心气虚则悲，实则狂喜；肺气虚见鼻窍不利、气短，实则喘乎胸满；肾气虚则阳化气不足，故见四肢冰冷或厥冷；肾经邪气盛实，开合失司，水气闭阻，则见水肿、小腹坠胀等病症。凡此虽皆五脏病形，而治之要，则全在审其脏形，察其气之虚实，虚则补之，实则泻之。

（2）察病机，调气之升降

气机的升降运动是人体生命活动的表现形式。《素问·六微旨大论》言及"是以升降出入，无器不有"，然气之升降，无所不至，何以把握无失？气之寒热出入，气因情志升降，不一而足。《黄帝内经》云："怒则气上，喜则气缓，悲则气消，恐则气下，寒则气收，炅则气泄，惊则气乱，劳则气耗，思则气结。"情志的病变、寒温的失调均可影响气机的运动形式，临证之机当审察病者情绪，判定气之或升或降，舌脉辨证病者寒热，寒则气收主降入，炅则气泄主升出，谨察病机，明气之由来，调其情志逆顺，寒而温之，热而凉之，复其升降出入，以此为法。

李桂贤认为，五脏六腑各有气机升降，而以脾胃为本。五脏为阴属地气，六腑为阳属天气。地气上为云，天气下为雨，此天地交感也。交感必合二气，则化自生，生生之气具矣。李桂贤又言："以天地而言，五脏以升、出为健；六腑以降、入为顺，而独以中焦各具升降。"何以如此？因五脏属阴，六腑属阳，五脏阴居禀地气在下，六腑阳浮受天气在上，《黄帝内经》云："阳在外，阴之使也；阴在内，阳之守也"，故只有上下交感，出入相因，阴阳交媾和合，才不使阴阳离决、生生之气俱失。但于人身而言，五脏与六腑又各自具升降出入之性。如心肺居上，属清阳之天，肝肾居下，属浊阴之地，天地交感，阴阳和合，故心肺宜降宜入，肝肾宜升宜出。而肠腑以通降下出为宜；胆禀春生之气故宜升宜出以顺其势；膀胱为州都之官主疏通水道，故以降为出以助其力；三焦为气机运行的道路，故主全升降出入；脾胃主中州，为清浊共处之所。五脏六腑虽各有气机升降，谨调脾胃气机，则肝心肺肾之升降无不顺乎？

（3）顾病本，调气之畅达

李桂贤诊病，思用精微而不求速达。其有告："现今患者，疾病诸生，多自恼之、自忧之，医者应发悽怜忧恤之心，顾及患者心理，多开导多鼓励，打开病患心结，病已愈半。"祖国医学早已认识到情志疗法对疾病治疗的重要性，从上古时代的祝由术、春秋战国时期的《黄帝内经》到明清时期的医籍药典，有关情志疗法的理论和临床病例屡见不鲜，并不断得到充实和完善。如《素问·汤液醪醴论》记载"病为本，工为标，标本相得，邪气乃服"；《灵枢·终始》记载"精神不进，志意不治，故病不可愈也"；《灵枢·师传》记载"告之以其败，语之以其善，导之以其所便，开之以其所苦"。经论可明，畅情达意，调畅情志，疏导志意，建立起病患治愈的信心，在疾病治疗的进程中有着积极意义。因中州脾胃是气机升降出入的枢纽，为气机运行之轴，神机之根，脾胃健运，气机出入有序，则升降相因，阴阳交感和合，疾病自愈，故调气在于调气之畅达。

3.方脉证治　举案寻理

患者，男，40岁。2015年9月21日初诊。主诉反复下痢便脓血8年余，加重1月，在外院明确诊断为溃疡性结肠炎。既往有回肠末段黏膜慢性炎症伴糜烂、横结肠炎性息肉、直肠黏膜慢性炎症伴糜烂等病史。门诊证见：下痢便脓血，伴有黏液，日解3~5次，腹痛腹胀，里急后重，纳寐尚可，口干口苦，晨起明显，小便色黄；舌暗红，苔白厚，脉弦细。诊断为痢疾，证属湿浊内蕴，予调气和中、祛湿化浊为法，方选调气和中汤加减。处方为柴胡6g，炒白术15g，海螵蛸10g，白芍15g，茯苓15g，木蝴蝶10g，醋香附子15g，甘草6g，扁豆花

15 g，砂仁 6 g，炒薏苡仁 25 g，仙鹤草 15 g，葛根 15 g。处方 7 剂，每日 1 剂，400 mL 水煎，分早晚 2 次温服。2015 年 9 月 28 日二诊，诉诸证好转，大便成形，夹有血丝，日解 2 次，效不更方，遂守方加减 15 剂，调治巩固。

《景岳全书》记载："饮食不节，起居不时，以致脾胃受伤，则水反为湿，谷反为滞，精华之气不能输化，乃至合污下降而泻痢作矣。"脾胃已病，气机失调，中气下陷，气失濡养则五脏不和，往往相互为病，终致荣者损，损者愈损，气血失和，不得平秘，病理产物应运而生，久累肠膜，变生下痢。方中柴胡、白芍疏肝理气，白术、茯苓健脾祛湿，木蝴蝶疏肝和胃，海螵蛸固中且有收湿之力，香附子通调气机，调气则后重自除，扁豆花升清散湿，薏苡仁祛湿化浊，仙鹤草补虚止血，葛根升阳止泻，砂仁理气和胃，甘草调和诸药。全方共奏调气和中、祛湿化浊之功，所谓气调则中和，湿去则痢止。

临证医案

（一）腹痛

1. 肝胃不和

患者陈某，女，45岁。2016年12月15日初诊。

上腹部胀痛反复1年多，加重2天。曾多次于多家医院就诊。胃镜示慢性浅表性胃窦炎，腹部CT、腹部彩超未见异常，中西医治疗后未见明显好转。证见：上腹部胀痛，与进食无关，情绪不佳时疼痛加重，善太息，晨起干呕，口干口苦，白天明显，咽部异物感，时有胸闷头晕，纳寐差，二便调；舌红，苔薄白，脉弦。

主方：柴胡疏肝散加减。柴胡6g，白芍15g，茯神35g，炒白术10g，海螵蛸10g，木香6g（后下），砂仁5g（打），醋香附子15g，木蝴蝶10g，葛根10g，竹茹10g，苏梗6g，牛膝10g，甘草6g。7剂，每日1剂，水煎服。

2016年12月25日复诊。诸症明显减轻，舌脉同前。李师曰："肝脾同调，治疗效果初显，宜继续服药巩固疗效。"遂再开7剂，药后诸症消失。

侍诊心得：腹痛发病涉及脏腑及经脉较多，且慢性腹痛以内伤杂病多见，气血怫郁，诸病生焉，气血运行是否通畅，关系到疾病的发生与否。腹痛临证所见，每以旧疾罹患新邪之病患居多。中医临床上非常重视饮食、气候、情志对疾病的影响，久病患者易情绪忧郁、思虑甚重，表现为腹部胀闷、善太息、情绪不适易加重病情及对异常的检查结果过于敏感等肝郁气滞之证。正所谓所胜妄行，所不胜乘之。木旺乘土，升降失宜，胃气不降反升，且胆汁为肝之余气，肝郁则胆汁疏泄失常，故口苦。咽喉如有物梗塞，咯之难出，吞之难下，气机升降失司，清阳不升，不能上养头目，故头晕。津液不能上承则口干，舌红，苔薄白，脉弦，为肝脾不调之征。

调理以肝脾胃为主，尤以肝气郁滞、肝脾不和为主要病机。肝主疏泄，调节气机。肝失疏泄，脏腑气机阻滞，气血运行不畅，经脉痹阻，不通则痛。李师每于处方遣药之时，不忘疏导病患心中郁结，身心同治，双管齐下。遵循木郁达之之理，予柴胡疏肝散疏肝调脾。柴胡疏肝理气开郁，白芍柔肝缓肝，茯神健脾安神，炒白术健脾运脾，木蝴蝶疏肝和胃，解咽部梗堵不适，海螵蛸制酸和胃，苏梗取其轻清上扬之性，轻发木郁及升清，牛膝引气下行以降浊，一升一降，气机升降相因，如环无端。木香、砂仁芳香醒脾调气，醋香附调理血分气滞，气血双调。

按语：针对实证腹痛，柴胡疏肝散主要以调节肝气、脾胃气滞为主，四诊合参后，紧扣病人气机紊乱的主要机制，或疏肝，或理气，或调血，调节气机升降出入，恢复气运行的正常循环，使气血疏通，则腹痛自除。

2. 肝郁化火

患者，男，41 岁。2017 年 3 月 25 日初诊。

上腹部烧灼痛 7 月余，加重 1 周。曾至当地诊所就诊，口服西药治疗，症状稍缓解，但近 1 周来症状反复，电子胃镜示胆汁反流性胃炎。证见：上腹部烧灼痛，餐前饥饿时明显，反酸嗳气，口干口苦，白日为甚，晨起时有恶心欲吐感，咽部异物感，纳可，寐差，二便调；舌红，苔薄白，脉数。李师认为人体气机协调，则气血健行，诸邪难生，若气机紊乱，百病峰起，故临床上非常注重气的运动协调。该病患为气郁化火，火邪上炎阳位，病患表现为一派内有郁热之征。

主方：丹栀逍遥散加减。柴胡 6 g，丹皮 15 g，栀子 10 g，炒白术 10 g，白芍 15 g，海螵蛸 10 g，木香 5 g，砂仁 6 g，香附 15 g，浙贝 15 g，代赭石 25 g，竹茹 10 g，葛根 15 g，青蒿 10 g，茯神 25 g，木蝴蝶 10 g。7 剂，每日 1 剂，水煎服。

2017 年 4 月 1 日二诊，患者诉胃脘部胀闷及烧灼感明显减轻，反酸嗳气减少，时有口干口苦，无晨起恶心感，咽部仍有不适，睡眠改善，纳可，二便调。舌红，苔薄白，脉数。二诊方药守前方加减，去竹茹加旋覆花 10 g，加强理气降逆之效。

10 剂，每日 1 剂，水煎服。

2017 年 4 月 11 日三诊，患者诉胃脘部无明显胀闷感，时有轻微烧灼感，无嗳气，仍有反酸，无明显口干口苦，咽部不适减轻，纳寐可，二便调。舌淡红，苔薄白，脉细。三诊方药守前方加减，去青蒿加煅瓦楞子 15 g、煅牡蛎 20 g，加强制酸和胃之效。15 剂，每日 1 剂，水煎服。

2017 年 10 月 15 日，患者复诊诉 4 月份服用中医后无明显症状，遂停药，本次复查胃镜提示慢性浅表性胃窦炎。未见胆汁反流，病情告愈。

侍诊心得：火郁发之，且实乃气火失调之因，治法应调气散火，引火下行，诚如《脾胃论》所言："从下上者引而去之。"临床上李师对于气郁化火之证的腹痛善用丹栀逍遥散加减治疗，方中丹皮清热凉血，解肝经郁火；栀子清泻三焦火热；白芍敛肝滋肝阴；柴胡行气解郁，轻散火邪；茯苓、炒白术健脾实中，使土旺不受邪；木蝴蝶疏肝和胃；乌贼骨制酸和胃；苏梗与牛膝，一升一降，协调气机，且牛膝引火下行；竹茹清胃热止呕；葛根升清健脾；青蒿清透郁热；甘草调和诸药。

按语：不通则痛，气火湿热皆可阻滞经络，使中焦气机壅滞而发为腹痛，火郁宜清发，若火热甚，迫血妄行，牙龈出血甚者，加藕节 10 g 止血；若火郁扰神，易茯苓为茯神 30 g、酸枣仁 15 g、夜交藤 15 g；若肾虚火旺明显，则用玉女煎加减治疗。

3. 湿热中阻

患者陆某，男，32 岁。2017 年 7 月 15 日初诊。

上腹部隐痛反复 2 年余，加重 3 天。2 年来症状反复，服用西药效果不显，故寻求中医治疗，腹部彩超未见异常。证见：上腹部隐痛伴胀闷，知饥不食，头身困重，口干口苦夜间为甚，纳寐差，大便烂，黏滞不畅，日行 4 次，小便黄；舌红，苔黄腻，脉细。李师认为，广西地处岭南潮湿之地，人体湿邪内盛，尤长夏暑天之季，湿热明显。脾胃坐守中焦，五行属土，每易为湿邪困遏，运化失司，湿邪难去。浊邪上干则胸闷，胃液不升则口渴。湿邪胶着难去，况湿与热博，蒙上流下，以三焦分治，宜芳香醒脾，化湿去浊。

主方：新加香薷饮加减。香薷 10 g，金银花 10 g，连翘 10 g，姜厚朴 10 g，蒲公英 15 g，车前草 15 g，扁豆花 10 g，葛根 10 g，青蒿 10 g，布渣叶 10 g，凤尾草 10 g，玉竹 10 g。7 剂，每日 1 剂，水煎服。

2017 年 8 月 8 日二诊，诸症明显减轻，舌苔薄白，复予 7 剂后病情告愈。

侍诊心得：临床上李师对于腹痛湿热内蕴之证的病患，如夏季外感湿热，善用新加香薷饮加减治疗，方中香薷解暑化湿，乃暑天醒脾和胃佳品；扁豆花芳香化湿，醒脾去浊；姜厚朴破气消痞除痰；蒲公英清热解毒，利湿通淋；车前草利小便，使邪有出路；金银花、连翘轻清疏散，宣发上焦。此方宣上焦、化中焦、利下焦，分消湿热之邪。葛根除可升脾阳，还可上蒸津液于口，针对湿遏脾阳之白天口干，青蒿清阴分之邪热，治夜间口干。若暑湿之邪偏盛，加佩兰 10 g、藿香 10 g，增化湿解暑之功，夜间口干口苦甚者，伏热伤及阴液，加石斛 10 g、玉竹 10 g 益胃生津。若大便黏腻，排便不爽，加布渣叶 10 g、凤尾草 10 g、煅牡蛎 15 g，布渣叶、凤尾草皆为岭南道地草药，清肠道湿热效果尤佳。若湿邪久久难去，又恐燥湿伤阴之弊，加泽泻 10 g。若热毒之邪盛于湿邪，可换连朴饮加减治疗。

按语：《温热经纬》云："夫热为天之气，湿为地之气，热得湿而愈炽，湿得热而愈横。"李师认为，口干口苦白天为甚者，缘脾为湿困，蒙蔽清阳，清阳不升则不能上腾津液，脾不转津则口干；口干口苦夜间为甚者，缘阴分亏虚，阴不敛阳，虚热内扰，津液暗耗，总属阴分伏热，病机不同，方药各异。实证腹痛病理因素不离"气火""湿热"之邪，脏腑涉及肝胆、脾胃，治疗不离"调气祛邪"，或清化、或导下、或调和、或轻发。李师于临证中权衡缓急，治病有先后，紧扣病机，以平为期，用药稳健，且善用广西本地特色药材。

（二）便秘

1. 肝郁脾虚

患者周某某，女，43 岁。2017 年 11 月 1 日初诊。

大便难解反复 2 年余，曾多次在外院就诊，服用西药及中药治疗，效果欠佳。现为求系统治疗来诊。证见：大便难解，2~3 日一行，量少，不易排出，时有嗳气反酸，因担心病情，偶有胸闷不适，纳寐欠佳，小便调；舌质暗淡，苔薄黄，脉弦涩。

主方：五磨饮子加减。木香6g，乌药10g，白术20g，火麻仁10g，瓜蒌仁10g，葛根10g，茯神20g，枳壳6g，沉香10g，槟榔10g，煅赭石30g，紫苏梗10g，牛膝10g，川楝子10g，白芍20g。7剂，每日1剂，水煎温服。

2017年11月8日二诊，患者诉大便2日一行，量可，较前易排出，纳寐改善，服药期间未见反酸嗳气、胸闷，舌质暗淡，苔薄，脉弦。继予原方10剂。

2017年11月19日三诊，患者诉大便每日一行，纳欠佳，夜寐改善。便秘症状改善，后期以调理脾胃，予香砂六君子汤加减治疗一个月固护中焦。

侍诊心得：《医考方》云："怒则气上，气上则上焦气实而不行，下焦气逆而不吸，故令暴死。气上宜降之，故用沉香、槟榔；气逆宜顺之，故用木香、乌药；佐以枳实，破其滞也；磨以白酒，和其阴也。"李师以枳壳代替枳实，枳实小则性苦而速，枳壳大则性和而缓，患者有气郁胸中表现，则用枳壳宽胸理气；加用火麻仁、瓜蒌仁以润肠通便；加苏梗、牛膝通腑降逆、引气下行以降浊；煅赭石可以平肝降逆，止反酸嗳气；加用川楝子以加强疏肝理气；茯神、白术以健脾安神；肝脏是"体阴而用阳"，升发过度易损伤肝阴，用白芍以敛肝阴。服药后，患者症状明显改善，考虑辨证准确，效不更方。待患者便秘症状消失后，李师以为患者"久病必虚"，故予香砂六君子汤加减以固护中焦脾胃。

按语：患者为中年女性，因长期便秘，治疗未见明显好转，导致情志不顺，忧思过度，肝气疏泄不畅，气机郁滞，从而影响肠道传导失司，导致反复便秘。本案便秘系气滞不舒而腑气不得下行，而五磨饮子又为顺气通降之方，尤为适宜。

2. 肝旺胃弱

患者任某某，女，56岁。2018年6月25日初诊。

大便困难半年余。患者半年前因工作压力及家庭变故出现排便不畅，三四日一行，便后不爽，心情不畅时加重，曾服用通便中成药，症状未见明显改善，遂来诊。证见：排便不畅，质软，腹胀，进食后明显，心情抑郁，时有乳房胀痛，反酸，纳寐差；舌暗，苔黄腻，脉弦滑。

主方：四逆散加减。柴胡 10 g，白芍 45 g，香附 15 g，白术 30 g，枳实 15 g，砂仁 5 g，煅赭石 25 g，厚朴 10 g，竹茹 10 g，茯神 35 g，木蝴蝶 10 g，木香 6 g，火麻仁 10 g，杏仁 15 g，大黄 6 g。5 剂，每日 1 剂，水煎温服。

2018 年 6 月 30 日二诊，患者诉大便不爽、乳房胀痛稍改善，夜寐好转，仍有腹胀不适，食欲欠佳，舌暗，苔稍腻，脉弦滑。原方加麦芽 15 g，鸡内金 10 g，共 7 剂。

2018 年 7 月 7 日三诊，患者诉大便已通畅，余症均改善。原方减大黄、火麻仁、杏仁，共 5 剂，以巩固疗效。

侍诊心得：《黄帝内经》有云："大肠者，传导之官，变化出焉。"若肠失传导，糟粕内停，便秘则生。患者因工作压力及家庭原因出现排便困难，李师根据患者大便质软，从而排除燥屎内结，与情志有关，结合乳房胀痛、腹胀、纳寐差等症状，认为便秘乃肝旺胃弱所致，肝气不畅，气机郁滞，肠道失于通畅，胃气虚弱，通降乏力，不能助肠道气机下行。故治疗应予疏肝通腑，益胃调肠。故选方以四逆散加减治疗。

按语：便秘之病位在肠，病根与五脏皆有关系，即所谓肺脾肝肾功能失调皆能致便秘。本案便秘乃肝脾失调所致，故方选四逆散。方中取柴胡入肝胆经，升发阳气，疏肝解郁，透邪外出，为君药；白芍敛阴养血柔肝为臣，与柴胡合用，以补养肝血，条达肝气，可使柴胡升散而无耗伤阴血之弊；佐以枳实理气解郁，泄热破结，与白芍相配，又能理气和血，使气血调和。李师认为大量的白芍配伍大黄，可以缓急解痛，松弛肠道，除滞通腑；结合麻子仁、杏仁、厚朴取麻子仁丸之意，以润肠通便；加木香、砂仁、香附、木蝴蝶以加强行气和胃；"胃不和则卧不安"，配合茯神健脾安神；煅赭石、竹茹止反酸呕吐。药后，患者症状缓解，纳食仍不佳，加鸡内金、麦芽以加强消食化滞。三诊时，患者大便已正常，予停通下药物，以免伤正。

3. 气机郁滞

患者叶某某，女，51 岁。2018 年 6 月 1 日初诊。

大便未解 4 日，患者诉 4 天前无诱因下出现大便未解，当时未予重视。现为求中药治疗遂来诊。证见：大便干结，硬如羊屎，4日未解，伴腹胀，矢气后减轻，无腹痛，时有反酸，腰部酸软不适，纳少，夜寐可，小便调。舌暗淡，苔白腻，脉弦。

主方：麻子仁丸加减。火麻仁10 g，杏仁10 g，白芍20 g，枳实6 g，厚朴3 g，木香6 g，肉苁蓉10 g，桃仁10 g，瓜蒌仁10 g，白术20 g，沉香1 g，槟榔10 g，煅赭石30 g，紫苏梗10 g，牛膝10 g。7剂，每日1剂，水煎温服。

2018年6月8日二诊，患者诉大便次数增多，便前腹痛，便后腹痛消失，便质偏软，腰酸减轻，纳少，寐可，舌暗淡，苔白稍腻，脉弦。减火麻仁、杏仁、瓜蒌仁、桃仁，加陈皮、党参、茯苓各10 g，共7剂。半年后随访诉便秘未再发。

侍诊心得：李师认为本患者因大便4日未解就诊，平素无便秘病史，现大便多日未解，伴腹胀，但无腹痛，结合舌脉象，排除肠道积热，燥屎内结可能，不可峻下通腑，认为气行不畅，糟粕内停，故运用润肠通便类药物配合行气类药物以行气导滞，选方麻子仁丸加减治疗。方中用火麻仁润肠通便；杏仁降气润肠；白芍养阴和里；枳实、厚朴以下气破结，加强降泄通便之力；大黄苦寒沉降，具有较强的泻下作用。李师认为本患者以气秘为主，惧大黄泻下伤正，故减之；加桃仁、瓜蒌仁加强润肠通便的功效；木香、沉香、槟榔以加强降气消滞；苏梗、牛膝通腑降逆，引气下行以降浊；煅赭石可以止反酸；患者为中年女性，肾阳不足故腰酸不适，予肉苁蓉温阳通便。治疗后，患者气机通畅，故糟粕得下，予停通便类药物，加健脾类药以加强固护中焦。

按语：麻子仁丸又名脾约丸，名"脾约"者，其意有二，一约者，穷乏也，言津液素亏，脾无津液而穷乏失运；二约者，约束也，乃脾之弱阴被胃之阳强所约束，津液不能还于胃肠而致胃肠津亏，燥盛则干结。此丸以下脾之燥结，使肠润结化，津流入胃，小便少而大便通。

（三）胃痛

1. 肝郁脾虚

患者苏某，女，45岁。2014年6月5日初诊。

患者诉反复胃脘部胀痛5年，加重1周。患者5年前因饮食不规律出现胃脘部胀痛，曾至我院及外院就诊，症状稍有缓解但仍反复发作，近1周上症加重，现为进一步系统治疗来诊，辅助检查电子胃镜：（1）慢性浅表性胃底、胃窦炎伴隆起糜烂；（2）胃窦黏膜白斑。病理：（胃窦）黏膜中度慢性炎，部分区域中度肠上皮化生，部分区域固有层可见泡沫样细胞。Hp（－）。证见：胃脘部胀痛，攻撑作痛，入夜尤甚，伴嗳气，纳呆，纳寐欠佳，大便溏，小便调；舌暗红，苔白，脉弦涩。

主方：柴芍六君子汤加减。柴胡8 g，白芍15 g，太子参15 g，炒白术15 g，茯苓15 g，陈皮6 g，姜半夏10 g，苏梗10 g，牛膝15 g，郁金10 g，炙甘草6 g。7剂，每日1剂，水煎服。

2014年6月13日复诊，症状好转，继服7剂痊愈。

侍诊心得：肝疏泄失常，一为疏泄不及，即土不疏木，木壅失运，气壅而滞，其多因肝气不足或肝气郁结，不能助脾运化；二是疏泄太过，横逆犯脾，肝脾不和。治疗前者以疏肝为主，后者以敛肝为主。然而，气郁日久可化为亢，气旺日久可耗成郁，两者互相转化。所以，从肝论治胃痛应调肝之用。调肝之品多属辛散理气药，理气药可和胃行气止痛，或顺气消胀，最适用于胃病之胃痛脘痞，嗳气恶心。故"治胃病不理气非其治也"。

患者久病，胃脘部胀痛，攻撑作痛，乃气机郁滞，食少便溏，属脾虚之症，胃痛入夜尤甚，久病气滞血瘀，舌暗红，苔白，脉弦涩。证属气机郁滞，气滞血瘀之象。方中柴胡具有和解表里，疏肝解郁之功；白芍能养血调经，平肝止痛；柴胡与芍药配合，补散兼施，既疏达肝气，又能养阴滋液，对肝脾失调有和解止痛之功；太子参以"清补"见长，特点为益气但不升提，生津但不助湿，扶正却不恋邪，补虚又不峻猛；白术甘能补中益气，苦能燥湿健脾，温能畅达中气，暖胃醒脾，方中白术炒焦用取其健脾利湿，使清中寓补，而白术与白芍相配，调和肝脾，是抑木扶土，健脾要药。如此四味，疏肝健脾，是为君药。半夏、陈皮辛温性燥，具有理气健脾、燥湿化痰的功效；茯苓药性平和，《用药心法》所谓："（茯苓）淡能利窍，甘以助阳，除湿之圣药也。"可使因脾虚湿胜化于无形，故为臣药。李师在原方柴芍六君子汤的基础上加苏梗、牛膝，一升一降调理脾胃气机之升降，郁金活血行气，痛而不通，是为胃病良药。纵观全方，行气活血，健脾祛湿合用，攻补兼施，标本兼顾。

按语：本案选用柴芍六君汤加味的辨证要点是胃脘部胀痛，攻撑作痛，嗳气，纳呆，舌暗红，苔白，脉弦涩。加味柴芍六君颗粒为李师根据多年临床实践，针对胃炎肝郁脾虚病机实质总结出的经验方，柴芍六君汤出自《医宗金鉴》，它实为四逆散和六君子汤化裁而成，共奏疏肝解郁、健脾祛湿、活血祛瘀之效，达到兼顾胃气的治疗目的，是以调理气机之法为原则。

2. 寒热错杂

患者淡某，女，67岁。2015年9月27日初诊。

患者诉5年前因进食生冷后出现上腹部疼痛，常在餐后半小时发作，伴烧心反酸，嘈杂嗳气，食后胀满。曾至外院行胃镜示：（1）慢性浅表性胃窦炎；（2）十二指肠球部溃疡（H2期），Hp（＋）。服用铝碳酸镁片、雷贝拉唑钠肠溶片，及抗幽门螺杆菌病感染，经治疗后症状仍反复发作，乃求诊。证见：上腹疼痛，常在餐后半小时发作，伴烧心反酸，嘈杂嗳气，食后胀满，进食减少，寐欠佳，大便溏，每日2~3次；舌红，苔白略黄，脉沉细。

主方：半夏泻心汤加减。党参15 g，甘草10 g，黄芩10 g，黄连5 g，干姜10 g，半夏15 g，白芍30 g，苏梗10 g，牛膝15 g，海螵蛸12 g，浙贝15 g。7剂，每日1剂，水煎服。

2015年10月8日复诊，诸征象明显改善，患者舌苔白少津，去黄连、黄芩，加麦冬、沙参益气养阴，驱邪不伤正。继服半月调治，症状消失，后复查胃溃疡已愈合。

侍诊心得：辛开苦降治法是根据中药的四气五味将辛温和苦寒两种截然不同性味的药物配伍使用的方法。辛可开发形散宣浊，苦能降泻通利祛湿；辛药多热，苦药多寒，辛热和苦寒配伍组合，一阳一阴，一升一降，从而平衡阴阳，消痞散结。半夏泻心汤为辛开苦降的代表方，用于脾胃亏虚内生痰湿，郁久化热，慢性胃炎治疗过程中失治、误治，以及长期服用多种西药等原因而出现的寒热错杂、虚实夹杂、升降乖逆。《证治汇补·心痛》："服寒药过多，致脾胃虚弱，胃脘作痛。"

患者进食生冷，长期服用西药等损伤脾胃，食欲减退，脾胃呆滞，运化失职，湿浊内生，阻滞气机，而致胃脘胀满，日久化热，邪热内蕴，则嗳气反酸，口干口苦。方中党参、甘草益气补脾和中，干姜温中焦之寒、温运脾阳，半夏温燥痰湿、降逆和胃、散结除痞，黄芩、黄连苦寒清热燥湿、消除湿热之邪。结合现代医学研究进展，慢性胃炎的主要病因之一为幽门螺杆菌，黄连、黄芩等亦能消除幽门螺杆菌感染。原方基础上加海螵蛸、浙贝抑酸，苏梗和牛膝，一升一降调理脾胃气机之升降，此为李师常用药。纵观全方，辛开苦降、补泄同施、寒热并调；脾气得升，胃气得降，则湿浊除，气机通。

李师治胃痛，以"调整阴阳"为本，以调气机为治要，辛开苦降，润燥相济。善用黄连、黄芩、厚朴可抑制幽门螺杆菌的药物，中和胃酸药物如海螵蛸、浙贝、瓦楞子等，保护胃黏膜及生肌药如白芨、三七。

3.气阴两虚

患者陆某，男，72岁。2014年11月3日初诊。

患者诉3年前出现胃脘部隐痛，食欲不振，嗳气吞酸，曾因胃癌行胃大切除术，后症状反复出现，3个月前上症再发加重，为进一步治疗来诊。证见：胃脘隐隐作痛，喜按，嗳气，纳呆，消瘦乏力，口燥咽干，寐差，大便干结，舌淡，苔干，脉细弱。

主方：一贯煎加减。生地10 g，沙参20 g，当归15 g，川楝子10 g，玉竹10 g，麦冬20 g，白芍15 g，太子参15 g，白术10 g，香附15 g，白花蛇舌草30 g，半枝莲15 g。5剂，每日1剂，水煎服。

2014年11月8日二诊，患者诉胃痛缓解，大便调，但夜间口干，守方加石斛10 g养阴生津，予10剂继续治疗。

2014年11月29日三诊，诸症缓解，仍不思饮食，原方去川楝子、香附，加炒麦芽15 g、山楂10 g、神曲15 g健脾消食。继续加减坚持调治半年，体重渐增，诸症悉除。

侍诊心得：胃痛的虚证主要有脾气虚弱和胃阴不足，前者主症为食后饱胀，口淡乏力，以虚寒象为主；后者主症为胃脘灼痛，口干欲饮，以虚热象为主。脾胃之气赖脾胃之阴以生，脾胃之阴赖脾胃之气以化，气阴两者相互依存，相互协调。本病案同时存在脾气虚弱和胃阴不足，具有气阴两虚之候。

肝肾阴血亏虚，肝体失养，则疏泄失常，肝气郁滞，进而横逆犯胃，故胃脘隐痛、嗳气；阴虚津液不能上承，故咽干口燥。治宜滋阴养血、柔肝舒郁。方中重用生地黄滋阴养血、补益肝肾。当归养血滋阴柔肝；沙参、麦冬、玉竹等养阴又不过于滋腻，不碍脾胃运化，意在佐金平木，扶土制木。佐以少量川楝子，疏肝理气止痛，复其条达之性。加上白术、白芍、太子参健脾益气，可益气养阴，健脾养胃并举。白花蛇舌草、半枝莲祛瘀解毒，为治疗癌病之要药。

李师对气阴两虚患者主要辨舌脉，凡见到舌红少津而脉弱无力，或舌淡苔干，脉细，治疗可益气养阴、健脾养胃并举，补气生津，气阴两顾，脾胃得升，胃得润降，升清降浊，胃则安和。

（四）呕吐

1. 脾虚湿阻

患者蓝某，女，52岁。2016年10月21日初诊。

患者诉反复恶心欲吐3年，加重3天。在外院行电子胃镜、心电图、电解质、肝功能等均未见明显异常，遍服中西医药物治疗而无效。证见：恶心欲吐，闻不良气味后更甚，平素喜食甜食及水果甜点，胃纳不佳，睡眠尚可，大便黏腻不爽，4~5日一行，排便费时，小便调；舌淡，苔白厚腻，脉弦。

主方：三仁汤加减。杏仁15 g，法半夏15 g，薏苡仁25 g，白蔻仁15 g，厚朴15 g，白术35 g，白芍30 g，砂仁5 g（打），陈皮15 g，鸡内金15 g，竹茹6 g，甘草6 g。7剂，每日1剂，水煎服。

2016年10月28日二诊，上症大减，大便2日一行，较前成形，舌淡，苔白厚，脉弦。上方加生姜15 g，7剂，每日1剂，水煎服。

侍诊心得：此患者虽以呕吐来诊但绝对不可"头痛医头，脚痛医脚"，患者大便粘腻不爽，4~5日一行，可知腑气不通。胃、肠在生理、病理上相互影响，肠腑气滞不通则浊气不降而上泛为呃逆、呕吐。综合患者的舌、脉以及大便情况可见此证非大小承气所宜，其腑气不通的根本原因在于湿浊中阻致使中焦脾胃健运失司，气机升降受阻，因此祛湿化浊当为本病的基本治疗原则。同时因患者病程较长且呈虚像，身体必不耐大黄、芒硝之攻伐药，纳白术、白芍等健脾益气之药用"以补开塞"之法方可万无一失。本证方选三仁汤加减，杏仁宣通上焦肺气，使气行则水行，有助于湿化；白蔻仁开发中焦湿滞，化浊宜中；薏苡仁益脾渗湿，使湿热从下而去；三药为主，辅以香附、厚朴除湿消痞，行气散满；陈皮、半夏为二陈汤的主药，能祛除体内顽痰、水饮；竹茹降逆止呕，鸡内金健脾消食，不仅能促进脾胃对药物的运化，同时还能促进水饮、痰湿从肠腑而去；甘草调和诸药。全方共奏化湿和胃，降逆止呕之功。

2. 虚夹湿瘀

患者王某，男，33 岁。2016 年 11 月 5 日初诊。

患者为胃癌放化疗术后 2 年，反复恶心呕吐 3 个月，外院规律治疗，多次复查肿瘤标志物及电子胃镜、黏膜活检均未见明显异常。2 年来反复发力，为求中医治疗，遂来诊。证见：纳少夜寐欠佳，形体瘦弱，面色萎黄，嘴唇色暗，大便溏，小便调；舌红，苔黄腻，两脉弦细数。

主方：小柴胡汤加减。柴胡 10 g，半夏 10 g，黄芩 6 g，黄连 3 g，白术 15 g，白芍 15 g，煅瓦楞子 10 g，香附 15 g，焦三仙各 15 g，乌梅 6 g，花蕊石 15 g，甘草 6 g。7 剂，每日 1 剂，水煎服。

二诊：恶心呕吐感减轻，面色较前红润，嘴唇色暗，舌苔稍褪，舌红，舌边有瘀斑，仍用降逆和胃之法，原方加三七粉 3 g（冲服），7 剂，每日 1 剂，水煎服。

三诊：前症大减，但纳食仍少，食少则腹胀，闻不良气味后偶有恶心欲吐，舌苔白而糙老，脉弦细，二便调，以消食和胃，降逆宽中为法，上方加鸡矢藤 20 g、党参 20 g、竹茹 6 g，14 剂，水煎服。随访病痊愈。

侍诊心得：胃癌属于中医"噎膈""反胃"范畴，中医理论认为此病与饮食习惯密切相关。本例患者虽然已施行手术，但是久病加之放化疗造成的体质虚弱、气血虚弱影响了胃气的和降，从而导致了恶心呕吐、纳食减少、形体瘦弱等复杂病症。治宜培固中土，疏调气机方为治本。面对虚证，李师并未马上着重补其虚，而是先疏调气机，降逆和胃，同时该患者舌红，苔黄腻，此乃中焦有热之像，如若妄下补药则有闭门留寇之嫌。因此以小柴胡汤和其枢机，加黄连清其热，再以白术、白芍、焦三仙助脾胃之运化，乌梅味酸，敛其上拟之气，又遵"久病入络"加花蕊石以去瘀生新；二诊患者嘴唇仍显紫暗，且舌边有瘀斑，因此在原方基础上加三七粉冲服以增加活血之力；三诊患者症状大减，但舌苔糙老，因此予鸡矢藤化湿和胃，同时予党参益气健脾，竹茹止呕。

（五）呃逆

1. 肾失纳摄

患者董某，男，76 岁。2017 年 5 月 25 日初诊。

患者诉于 1 月前无明显诱因出现气上冲胸，自觉从小腹有一股气流上冲心胸，期间未针对治疗，近日加重，故来就诊，证见：气冲心胸，呃声沉缓，伴有胸闷，气不接续，劳则呃愈频。平素畏寒腰酸，四肢倦怠。纳寐欠佳，大便溏烂，日解 1~2 次，夜尿频；舌淡白，苔中根部花剥，脉沉细。李师认为，此症与肾气盛虚有关，乃为肾呃，其声低微，动则呃甚。辨证肾失纳摄，治疗多以温肾降逆为主，予肾气丸加减以温肾纳气，降逆止呃。

处方：制附片 10 g（先煎），肉桂 10 g，熟地 25 g，山药 25 g，茯神 30 g，山萸肉 15 g，怀牛膝 15 g，仙灵脾 10 g，菟丝子 10 g，杜仲 10 g，木香 6 g（后下），砂仁 5 g（打），醋香附 10 g，旋复花 10 g，代赭石 15 g，姜半夏 10 g。7 剂，每日 1 剂，水煎服。

2017 年 6 月 2 日复诊，呃逆明显减轻，胸闷之感得缓。仍有腰酸倦怠，夜寐欠佳，乃年老之人阳衰无以入阴故，上方加桑寄生 15 g，宜继续服药巩固疗效，继进 15 剂，上症痊愈。

侍诊心得：李师针对虚人呃逆，内象外形，不可不察。此例医案，须知呃逆之气从何而发。呃逆频作，声低沉缓，接连不续，动则益甚，可知其大抵由肾虚纳摄无权所致；神疲倦怠，纳寐欠佳，此肾水阴亏无以交附心阳，故倦而少寐；舌见花剥，亦为气阴两亏之象。其人畏寒腰酸，夜尿频多，大便溏烂。当知阴损及阳，命门之火亦衰。《景岳全书》有云："呃逆证,凡声强气盛而脉见滑实者,多宜清降;若声小息微而脉见微弱者,多宜温补。"故投之肾气丸最有效。处方以熟地、山萸肉、山药益气填精,兼取益肾之怀牛膝引药下行之功;制附片、仙灵脾、杜仲、菟丝子温肾壮阳,山萸肉、肉桂摄纳气机;木香、砂仁、香附之属理气和胃,斡旋中焦,使气有所行;旋复花、赭石、半夏降逆平冲。诸药配伍,使肾气得以纳摄,胃气得以和降,呃逆自止。肾为先天之本,为胃之关,藏真阴而寓元阳,宜封藏,不宜泄露。若封藏失职,肾气失于摄纳,则气上冲胸,中气上乘,挟胃气动膈而成呃逆。肾呃与胃呃不同,肾呃常表现为声低而缓,胃呃则声高而快,治当从肾,俾肾气固,呃逆可止。呃逆一病,所涉病因众多,有虚有实,虚实相兼亦多见。但总病机多与胃失和降、气机上逆有关。临证呃逆之所见,每以肺胃气机上逆者居多,中医临床上肾气上冲而致呃逆者亦不见怪,年事高者颇为常见。《黄帝内经》云:"五八,肾气衰,发堕齿槁;六八,阳气衰竭于上,面焦,发鬓斑白;七八,肝气衰,筋不能动,天癸竭,精少,肾藏衰,形体皆极;八八,则齿发去。"因正气亏虚素体虚弱,或年高体弱或大病、久病之后耗损中气或热病,或吐下太过,耗损胃阴或久病及肾,肾气亏虚,失于摄纳,虚气上冲,均可致胃失和降,膈间之气不利,动肺冲喉而成呃逆。

2. 胃阴不足

患者李某,男,35岁。2017年3月25日初诊。

患者诉1年前无明显诱因出现打嗝、嗳气频作,餐后甚。自觉胸中气逆上冲咽喉,时反酸,胃脘部时有胀闷不适。因工作缘由,平素多熬夜习性,嗜食酸辣,证见口苦、口干欲饮,两胁痞闷,乏力气短,五心烦热,汗多,寐可纳欠佳。大便偏干,日行1解,小便调;舌红苔少,脉弦数。

主方:生脉散合丁香柿蒂散加减。太子参20 g,麦冬15 g,五味子10 g,海螵蛸15 g,砂仁6 g(打),木香5 g(后下),沉香6 g,六神曲15 g,丁香3 g,柿蒂30 g,旋覆花30 g,甘草6 g。7剂,每日1剂,水煎服。并于处方后行点按手法,取睛明、攒竹、鱼腰左右共计6穴,点按30分钟。

2017年4月1日二诊,患者自诉服药3日后,呃逆基本消失,口干欲饮、五心烦热亦减,唯觉胸胁满闷不舒,遂守上方,酌加白芍25 g,沙参15 g,玉竹

15 g，川楝子 10 g，继进 15 剂，病情告愈。

侍诊心得：本案乃阴液不足，无以滋养肝络，肝气横逆犯及胃腑，胃失和降发为呃逆。此所谓"胃汁竭，肝气逆"。细察其因，夜不得寐则伤肝阴耗肝血，久嗜酸辣则生内热，内热郁久则伤胃之气阴，所谓津血同源，而肝血愈耗则阴液愈亏，肝络失养，则见两胁痞满不舒。胃之气阴亏虚，则见乏力气短，五心烦热，口苦口干，舌红苔少之象。溯其根本，此乃胃之气阴两亏证，当以养胃生津，降逆止呃。故效仿张锡纯益胃养阴之法，李师用药精当，直达病所，取太子参、麦冬、沙参、玉竹以生阴液为本；酸甘化阴，以白芍、五味子二者酸涩之品养肝荣阴，以充养肝络为次；投之海螵蛸、砂仁、木香、神曲以求和胃制酸；选用沉香、旋复、丁香、柿蒂以降逆为标。诸药相伍，共奏益胃生津，降逆止呃之效。呃逆一证，因胃气上逆动膈所致，所以理气和胃、降逆止呃为总治原则。然病因病机经纬万端，降逆止呃须分清寒热虚实。此案胃伤阴虚，木挟相火直冲清道而上者，李师重用太子参益气养阴，以沙参、麦冬生津，缘由病性属虚；但本虚标实，故以丁香、柿蒂相须为用，合沉香之力，降上逆之胃气为标。

3. 中虚脏寒

患者黄某，男，42 岁。2017 年 3 月 15 日初诊。

患者诉 1 月前因与老友久聚，多饮冰镇啤酒以及过食生冷，当夜腹痛暴作，经诊所治疗后好转，自此呃逆反酸频作不愈，曾就诊于区内某医院，查电子胃镜示：慢性非萎缩性胃炎；胃黏膜白斑性质待查：炎症？肠化？腹部彩超未见异常；碳 14 呼气试验：HP（-）。既往有"胆汁反流性胃炎"病史。服用西药效果不显，故寻求中医治疗。证见：胃中冷痛，伴见嗳气反吐清水，咽喉不利，晨起刷牙有恶心干呕症状，头晕乏力，纳呆食少，口淡不渴，夜寐尚可，小便调，大便溏烂，日行 2~3 次；舌质暗红，苔白腻，脉濡缓。

主方：理中汤加减。党参 20 g，干姜 10 g，炒白术 15 g，茯苓 25 g，炒神曲 15 g，海螵蛸 15 g，姜厚朴 10 g，姜半夏 10 g，白豆蔻 15 g，广陈皮 10 g，砂仁 6 g（打），木香 5 g（后下），布渣叶 15 g，丁香 10 g，柿蒂 20 g，甘草 6 g。7 剂，每日 1 剂，水煎服。嘱勿食生冷瓜果，饮食有度。

2017年3月23日二诊，诸症明显减轻，舌苔薄白，继进7剂后病情告愈。

侍诊心得：呃逆之疾，病位在膈，病理性质有虚实之分，实证者多寒凝、气滞、火郁之属。临症之呃逆，有骤发呃逆不止者，为是寒气相感。寒邪犯胃，寒邪与胃气交争，可致上逆泛呃。李师认为此例医案，非属寒邪生逆，实则因胃直中寒伤及脾阳，中阳不振，运化失司，浊阴上干则发呃逆。故方选理中汤以温中散寒，降逆止呃。陈修园曰："干姜气温，秉足厥阴风木之气，若温而不烈，则得冲和之气而属土也，味辛，得阳明燥金之味，若辛则不偏，则金能生水而转润矣，故干姜为脏寒之要药也。"方中选用干姜、温中祛寒，扶阳抑阴；党参、炒白术、茯苓等甘温燥湿，健运中州，使脾阳生发为本；呃逆反酸，泛吐清水，皆因脾阳不足运化失司而至，故取姜半夏、海螵蛸、姜厚朴、砂仁、木香以制酸和胃，行气理湿。李师常用布渣叶、炒建曲、煅牡蛎、炒白术等相须为用，收健脾止泄，利实大便之功；诸药合用，配之以丁香、柿蒂，辩病用药，收覆杯而愈之功。

按语：《灵枢·口问》曰："谷入于胃，胃气上注于肺，今有故寒气与新谷气俱还入于胃，新故相乱，真邪相攻，气并相逆，复出于胃，故为哕"，可见呃逆之作，乃中焦先有寒气，与新入之谷气相乱，凝聚不行，逆而上出所致。《黄帝内经》对呃逆的病变部位和发病机制的阐发，为后世所宗。此案所言病机，与之谋合。盖因寒邪生逆，实则因胃直中寒伤及脾阳，中阳不振，运化失司，浊阴上干则发呃逆。治当从脾胃，散胃寒而生脾阳，呃逆自止。

（六）痞满

1. 寒热错杂

患者苏某，女，60岁。2016年6月29日初诊。

患者诉于1年前无明显诱因出现胃脘堵闷感，半年前行电子胃镜检查示慢性浅表性胃炎。几处求医，疗效不佳，遂诊。证见：胃脘闷堵不舒，餐后甚，气冲心胸，嗳气则舒。纳呆寐欠佳，口苦，大便前伴有腹部隐痛，便后痛减，大便呈糊状，夹有黄色黏液，日解1~2次，肠鸣辘辘，阵阵怕冷；舌暗红，苔白略厚，脉细数。

主方：半夏泻心汤加减。姜半夏6g，黄芩10g，干姜3g，太子参10g，甘草10g，黄连10g，葛根15g，海螵蛸10g，马齿苋15g，砂仁6g（打），木香5g（后下），炒建曲15g，厚朴10g，瓜蒌皮15g，丹皮10g，青蒿10g，木蝴蝶10g，醋香附15g。7剂，每日1剂，水煎服。服药期间忌酸辣油腻，慎食生冷瓜果。

2016年7月5日二诊，诸症明显减轻，效不更方，宜继续服药巩固疗效，再继进7剂后复诊。

侍诊心得：痞满是指以自觉心下痞满，胸膈胀满，触之无形，压之无痛为主要的病证。按痞满可分为"胸痞""心下痞"等。"民病胃脘当心痛，古方名为脾疼者是也。"胃之上口为贲门，贲门与心相连，故《黄帝内经》所谓"胃脘当心而痛，今俗呼为心痛者，未达此意尔"。即此病位在脾胃，而实不在心也。中焦气机不利，脾胃升降失职为本病发生的基本病机。李师由症状入手，察其胃脘痞闷，嗳气则舒，结合今人实际，平素饮食不节，肆食生冷，中阳易损，加之辛辣刺激、肥甘厚味之物，湿热之邪伴而内生，以致寒热互结，而成心下痞。邪客于胃，脏腑气不得宣发于外，停积在里，故令心腹痞满也。脾胃升降失司，气机不利，痞塞于中焦，则胃脘部痞满不舒，胃脘隐痛。"清气在下，则生飧泄。"脾气陷于下，则见肠鸣辘辘，下利便溏，内有蕴热，则见便色粘黄，胃气逆于上，则嗳气反酸，气冲上胸。中阳被伤，脾阳不足，上下不能交泰也，即太阴脾阳虚，阳不足导致阴气无以升，少阳胃郁热致阳气无以降，从而出现阴阳痞塞之证候，则见阵阵发冷。李师方中以辛温之半夏为君，散结除痞，又善降逆。臣以干姜之辛热以温中散寒，砂仁、木香以醒脾阳。取"苦辛开气"之法，佐之以黄连、黄芩、丹皮、青蒿等苦寒之品，泄热开痞；又缘中运失司，升降失常，故以太子参、甘草、炒建曲益气健脾；辅以厚朴、瓜蒌皮、木蝴蝶宽胸和胃。诸药相伍，使阳复邪去，升降复常，则痞满可除，下利自愈。寒热互结之痞满，为邪客于胃，脏腑气不得宣发于外，停积在里，故令心腹痞满也。脾胃升降失司，气机不利，痞塞于中焦，胃气不能升，则胃脘部痞满不舒，胃脘隐痛。中阳被伤，脾阳不足，脾气陷于下，上下不能交泰也，即太阴脾阳虚致阴气无以升，少阳胃郁热致阳气无以降，从而出现阴阳痞塞之证候。李师认为以恢复阴阳升降之枢纽为根本，取"辛可通阳，苦能清降"之意，主张以半夏泻心汤之辛开苦降法以"和"其阴阳，调其升降，顾其虚实。

2. 湿热内蕴

患者韩某，男，21岁。2018年8月3日初诊。

患者诉于1年前无明显诱因出现胃脘胀满，进食后尤甚，期间中西医治疗，效果不佳，遂求诊李师。证见：胃脘胀满，食后明显，胃脘嘈杂，口干口苦，脸颊部有痤疮，大便偏烂，日解1~2次，里急后重，排便不爽，便质黏腻臭秽，纳可寐欠佳，小便黄；舌暗红，苔厚腻，脉滑数。

主方：甘露消毒丹加减。生石膏30g，飞滑石30g，藿香10g，姜厚朴10g，白术15g，茯苓25g，蚕沙20g，蒲公英15g，紫花地丁15g，野菊花15g，车前草15g，白茅根15g，青蒿10g，白豆蔻10g，大黄10g，槟榔15g，凤尾草15g，茵陈6g。7剂，每日1剂，水煎服。

2018年8月25日二诊，患者诉服药后胃脘部胀闷明显减轻，因外出游玩，中间间断服药，近日病情反复，遂来复诊。察其舌红苔厚，已无腻浊，症状虽减，但大体同前，盖因湿热之邪难去。二诊方药守前方加减，去白豆蔻加枳实10g、陈皮10g加强理气除痞之效，7剂，水煎服。

2018年9月2日三诊，患者诉胃脘部无明显胀闷感，纳少，二便调。舌淡红，苔薄白，脉细。此乃湿热邪去，脾胃顿虚，须健运中州，以资固脾。三诊方药改用参苓白术散加减以强脾运而增胃纳。

侍诊心得：李师认为湿与热易搏结，湿性黏腻胶着难除，又因热夹湿内，如胶如油入于面，两者难解难分，湿热之邪横犯阳明，脾胃升降失司，百病丛生，此为湿热内蕴。湿热痞满乃长夏常见病，与气候地域莫不相关。岭南地区地卑雾嶂，雨水充沛，阳热炽盛，湿受热而蒸腾散发，天暑下迫，地热上蒸，长年湿气弥漫，人常困于湿热之中，凡所病多夹湿。须知湿热痞满乃属实证，湿热内蕴于中焦，脾胃之阳气被其遏抑，不能宣通，气机不能通达上下，则发痞满。因湿热交阻，留恋气分，以致气机不利，清浊混淆，证见身热肢楚，胸闷腹胀等。湿邪不化，肠道传化失司，则二便不爽；脾胃气机为升降之枢纽，以通降为顺，困于湿热，气机停滞，运化失司，而致纳呆；宿食不化，秽浊内生，则见内痈外疮诸症。故方中以滑石、茵陈、青蒿解太阴之湿与热，蚕沙、蔻仁、藿香助君药除脾家湿遏，使脾阳得运，阳舒于内而始运湿；生石膏清解内郁邪热；公英、地丁、野菊花等清热解毒，消除痤疮；白茅根、车前草用以利湿于下，使湿热之邪从小便解，是为顾"治湿之法，不利小便，非其治也"之意也；槟榔味辛，理气行滞，调气和肠，治二便气秘，里急后重，且能下膈气、泻胸中至高之气，辅之大黄、凤尾草、厚朴，既清热解毒，又可泄下通腑，使三焦流通，气机升降无碍。治疗湿热痞满之法，李师强调，治热须先从湿解，中焦如沤，如若湿热不除，蕴结体内，缠绵难愈，而致内毒丛生，加之纳药不当，混沌搏结，药力不可触达中病反助诸邪，恐成闭门留寇之弊。因之湿性腻浊，李师常用芳香化湿之药化湿开胃温脾。气味芳香类药物性多能行能透，善调气机，能散表邪，可宣化、透化湿浊。"土爱暖而喜芳香"，脾喜燥而恶湿，芳香化湿类中药功擅宣化湿浊，醒悦脾胃，故李师治"湿热痞满"常以甘露消毒丹化裁，伍以芳香化湿，甘淡清热之品，投以此方，清热于湿中，渗湿于热下，使湿化热清，气机畅利，则诸证可除，应手乃吉。

3. 肝胃郁热

患者彭某，女，31岁。2017年3月25日初诊。

患者诉40余天前无明显诱因出现胃脘胀闷不适，曾自行口服吗丁啉（多潘立酮片）、健胃消食片等治疗，症状稍缓解，但近1周来症状反复。证见：自觉腹部有辣热感，口干口苦，情绪激动时易觉发热而头胀，大便偏烂，日解2~3次，肛门灼热，无腹痛，纳少寐欠佳；口唇鲜红，舌质偏红，舌苔白厚，脉弦细。李师曰：脾胃主口唇，口唇色见鲜红，胃脘热感，肝胃郁热无疑。自觉热气者，乃因热郁无处发散所致。

主方：丹栀逍遥散加减。牡丹皮10g，栀子10g，柴胡6g，白术20g，白芍15g，凤尾草15g，炒建曲15g，陈皮6g，厚朴10g，苏梗6g，牛膝10g，香附10g，砂仁5g，茯神25g，夜交藤15g，海螵蛸15g，木蝴蝶10g，青蒿8g，凤尾草15g，甘草6g。7剂，每日1剂，水煎服。

2017年4月1日二诊，患者诉胃脘部胀闷及烧灼感明显减轻，口苦减轻，睡眠改善，纳可，二便调。舌淡红，苔薄白，脉数。二诊效不更方，继进 7 剂。

侍诊心得：痞满一病，与肝脾有关，特别是与郁肝失舒泄密切相关。中医认为，肝主疏泄，能调畅全身气机，而脾胃的升降是全身气机的一个重要组成部分。只有肝的疏泄功能正常，全身气机疏通畅达，才有助于脾胃的升降和二者之间的协调。《灵枢·经脉》云："肝足厥阴之脉，……挟胃属肝络胆……"若肝气郁滞，气机失调或肝气犯胃，导致胃失和降，就会出现胃脘胀痛甚或攻撑连胁、胸闷嗳气、善太息等症，并遇忧或怒即发作或加重。《伤寒论》云，少阳胆木犯胃，出现"喜呕""不欲饮食"者，当和解少阳枢机。火郁发之，柴胡最善舒肝郁，故临床上李师对于肝胃郁热证的痞满病患喜用丹栀逍遥散加减治疗，方中丹皮清热凉血，解肝经郁火，栀子清泻三焦火热，肝气乘脾，当以白芍缓肝敛肝。柴胡行气解郁，宣散郁火，青蒿清透郁热。"见肝之病，知肝传脾，当先实脾"，故以茯苓、炒白术健脾实中，使土旺不受邪，葛根升清健脾。因本病主以肝郁之火太过，母病及子，热扰心神，故方中又配合夜交藤、茯神以养心安神，配以木蝴蝶疏肝和胃，海螵蛸制酸和胃，使肝胃得和，夜寐得安。苏梗与牛膝，一升一降，协调气机，诸药合用，使肝气得舒，郁热可除，脾胃升降有序而诸证愈。肝喜条达，畅情志，可知此证与情绪相关。肝主舒泄畅达全身气机。木性曲直，肝气易亢易逆，为五脏之贼，诚如《张氏医通卷十一》云："肝脏升发之气，生气旺则五脏环周，生气阻则五脏留著。"胃乃腐熟水谷，本性通降，故胃宜降则和。肝若升发太过，必会影响胃之下降，此所谓肝逆犯胃。常可横逆犯胃，此所谓"木旺乘土"。故李师遵"木郁达之"之法，以丹栀逍遥散化裁，清热疏肝和胃；同时疏导情志郁结，身心同治。

（七）痢疾

湿热郁滞

患者梁某某，女，3 岁 7 个月。2016 年 5 月 28 日初诊。

家属代诉患者 1 年余来反复解脓血便，质溏烂，日解 2~3 次，伴腹痛，曾于外院多方诊治，效果不佳。经人介绍来诊，证见：每日解脓血便 2~3 次，便色暗红，时腹痛欲便，便后痛减，身发低热，口干口苦，纳食不振，夜寐难安，小便黄；舌淡红，舌尖右侧见花剥苔，苔薄白，脉濡数。2016年5月27日行电子结肠镜检查示：全结肠多发黏膜糜烂；直肠黏膜糜烂。

主方：丹栀逍遥散加减。牡丹皮3g，柴胡3g，炒白术6g，白芍6g，炒麦芽9g，炒建曲9g，布渣叶6g，木香1g，砂仁1g，陈皮2g，海螵蛸6g，土茯苓10g，太子参10g，炒内金10g，甘草3g。5剂，每日1剂，水煎服。

2016年6月2日二诊，上症好转，大便偏烂，日解2次，便前偶有腹痛，无脓血便，余症同上，舌淡红，苔薄白，无剥苔，脉濡细。守上方继服15剂。

2016年6月18日三诊，上症继续好转，大便偏干，日解1~2次，便前偶有腹痛，口干略苦，纳寐转佳，小便调，无发热，舌淡红，苔白，脉细，上方去炒内金、甘草，继服15剂。

2016年7月7日四诊，上症好转，大便偏干，日解1次，无腹痛，无脓血便，纳寐可，小便调，无口干苦，舌淡红，苔薄白，脉细。守方加减调理3月，随访诸症已愈。

侍诊心得：李师认为痢疾者，其病机多在于本虚标实。本例患者，因年幼脾胃虚弱，中焦失运，又感湿热邪恋，郁滞肠道，故见纳食不振、腹痛时作、便带脓血等症，结合舌脉，可辨为湿热郁滞之证。湿与热结，如油泼面，纠缠难分，故治疗此类病例，需从调畅中焦气机出发，方拟丹栀逍遥散加减，则气畅郁舒，运化得常，淡渗祛湿，兼以除郁热，过程必定需要时日，慎重调解。

（八）泄泻

1. 阴液亏虚

患者赵某某，女，34岁。2016年3月18日初诊。

患者诉泄泻3月余，日解5~6次，质稀，无黏液脓血便，时有腹中隐痛，乏力，头晕，头痛，心烦，纳一般，寐差，小便调，平素易口舌生疮，近3月体重下降3kg。自服用"整肠丸、保济丸"等，上症未见改善，遂来诊，证见：形体消瘦，舌暗红，苔薄白，脉细。

主方：黄连阿胶汤合玉女煎加减。黄连 15 g，阿胶 15 g，地黄 15 g，白芍 15 g，知母 10 g，麦冬 15 g，青蒿 10 g，木香 5 g（后下），砂仁 6 g（后下），茯神 30 g，夜交藤 15 g，醋香附 15 g，丹皮 10 g，川芎 10 g，炒内金 10 g，太子参 15 g，琥珀 10 g，布渣叶 15 g，神曲 15 g，甘草 6 g。7 剂，每日 1 剂，水煎服。

2016 年 3 月 24 日二诊，诉解大便减少至日解 2~3 次，质稍稀，腹中隐痛、乏力、头晕头痛等较前减轻。余症同前，守方继服 5 剂。

2016 年 3 月 30 日三诊，日解 1~2 次，便质略成形。余症明显好转，纳寐转佳，体重略有回增。继进 10 剂，诸症消失，精气神和。

侍诊心得：四诊合参，本案证属阴虚泄泻，予黄连阿胶汤合玉女煎加减，黄连阿胶汤方能养阴清热，合玉女煎可以润肠滋阴，酌加太子参、木香、砂仁等品能振奋中气，阳生则阴濡，再随症加减安神促眠、健运脾胃、活利血脉之药，能达养阴清热，坚阴止泻之功。经治二诊、三诊，诸症向愈，守法坚阴止泻，则能治标固本也。李东垣有言："苟饮食失节，寒温不适，则脾胃乃伤。"本患者因平素饮食不节，损伤脾胃，运化失常，清浊难泌，而致阴伤泄下，日久阴虚，而见大便稀泻、腹中隐痛，清气难升则乏力、头晕、头痛，阴虚内热则心烦、夜寐难安。患者平素易口舌生疮，形体消瘦，乃阴虚火旺之体质，所以不宜妄用甘温补益之品。

2. 湿热中阻

患者孙某某，女，47 岁。2017 年 5 月 19 日初诊。

患者诉近 5 年来反复解稀烂便，日解 3~4 次，无黏液脓血便，伴腹痛腹胀，曾于外院治疗（具体不详），效果不佳。症状反复，为寻求中医药治疗来诊。证见：日解稀烂便 5~6 次，便中夹有未消化之物，胸胁胀闷，善太息，晨起及夜间口干口苦，纳寐欠佳，小便调；舌质红，苔黄厚，脉沉弦细。

主方：逍遥散合连朴饮加减。柴胡 6 g，白芍 15 g，茯神 30 g，炒白术 15 g，炒麦芽 20 g，海螵蛸 10 g，黄连 5 g，厚朴 10 g，苍术 10 g，陈皮 6 g，砂仁 6 g（后下），木香 5 g（后下），醋香附 15 g，火炭母 15 g，凤尾草 15 g，甘草 6 g，木蝴蝶 10 g，炒鸡内金 20 g。7 剂，每日 1 剂，水煎服。

2017 年 5 月 26 日复诊，诉上症好转，大便质稍烂，日解 2 次，偶夹有未消化食物，晨起口干口苦，纳食转佳，夜寐差，小便调，舌暗红，苔白厚，脉沉弦细，守上方去火炭母、炒鸡内金，加马齿苋15 g、法半夏10 g，15剂，每日1剂，水煎服。

1月后随访，诉大便成形，日解1~2次，余症基本消除。

侍诊心得：《金匮要略》曰："见肝之病，知肝传脾。"李师言：此例患者，平素工作压力大，情志不畅，肝气郁滞，故善太息、胸胁胀闷、口干口苦等；肝脾失调，脾胃失运，湿热中阻，清浊莫辨，而出现解稀烂便、腹痛腹胀等症，结合舌脉，可辨证为肝脾失调、湿热中阻之候，故选逍遥散以舒畅郁滞之肝气，肝气得舒，则脾胃之气亦能升清；再合以连朴饮加减，黄连、厚朴、凤尾草、火炭母等清中泻热，酌加芳香醒脾之陈皮、木香、砂仁，安神之茯神，随证治之，故一诊后诸症较前好转。慢病需调养，再守方加减续服15剂，1月后随访诸症基本消除。故临证中应要思内揣外，以常达变。《黄帝内经》云"湿盛则濡泻"，湿气偏胜而出现泄泻。因脾喜燥恶湿，湿气内盛则脾运受遏，运化水液功能失调，故见大便泄泻等症。

3. 脾肾阳虚

患者林某，女，42岁，2017年6月20日初诊。

患者诉反复腹泻3年，日解3~5次，常因受凉，食生冷、辛辣之品而症状加重，严重时伴有脓血便。曾在当地医院住院治疗，行电子肠镜检查示溃疡性结肠炎。应用抗生素治疗无效。遂来诊，证见：日解稀烂便3~5次，时有腹部隐痛，黎明前少腹痛剧烈，泻后痛减，神疲乏力，食欲差，四肢不温，腰膝酸软；舌淡胖，边有齿痕，苔白，脉沉细。

主方：参苓白术散合四神丸加减。党参10 g，茯苓15 g，炒白术15 g，白扁豆10 g，山药10 g，陈皮6 g，砂仁6 g（后下），木香6 g（后下），薏苡仁15 g，桔梗10 g，莲子10 g，大枣10 g，补骨脂15 g，吴茱萸10 g，肉豆蔻10 g，车前子10 g，神曲10 g，炙甘草6 g。5剂，每日1剂，水煎服。

2017年6月25日二诊，患者诉腹痛、神疲乏力等症较前好转，纳食转佳，余症从前，守方继服5剂。

2017年6月30日三诊，患者诉大便日解1~3次，便质略成形，腹痛明显好转，食欲渐增，手足渐温，继进 10 剂，随访诸症向愈。随证调养巩固 2 月，忌口生冷寒凉之品，患者精气神俱转佳，腹泻未再复犯。

侍诊心得：古云："调理脾胃乃医中王道，节戒饮食乃却病良方。"治疗应以健脾温肾为原则，医嘱患者忌口生冷寒凉之品，处方予参苓白术散合四神丸加减，方中党参、白术、茯苓、山药益气健脾以除湿；莲子、肉豆蔻补脾涩肠，健脾开胃；白扁豆、薏苡仁健脾渗湿；砂仁化湿醒脾；桔梗能利水道；补骨脂补肾助阳，温脾止泻，壮火益土；吴茱萸温中散寒，消阴霾之气；五味子收敛固涩以助止泻；车前子利小便以实大便；炙甘草益气和中，调和诸药。全方重在脾肾同补，固涩止泻，标本兼顾，治病为本。

按语：李师认为慢性腹泻者，其病机本在脾肾两虚。脾胃为仓廪之官，脾主运化水谷和水液；胃主受纳，腐熟水谷。故饮食不当，如饮食过量导致宿食内停，或过食生冷，导致寒湿交阻等，皆可影响脾胃的运化功能，升降失调，水谷停滞，湿浊下趋，久病及肾，脾肾阳虚而致泄泻。

4. 肝郁脾虚

患者杨某某，女，52 岁。2015 年 9 月 15 日出诊。

患者诉 3 年前因情志不调出现解稀烂便，曾至我院及外院就诊，症状未见明显缓解，近 3 天上症加重，现为进一步系统治疗来诊，证见：解稀烂便，色黄，量少，时伴粘液脓血便，时伴胁肋疼痛，胸闷，脘腹胀满，嗳气，善叹息，纳呆，每因情志变化加重，易躁易怒，纳寐欠佳，小便调；舌暗红，苔薄白，脉弦细。电子肠镜示乙状结肠息肉。病理诊断为（乙状结肠）炎性息肉。

主方：柴胡疏肝散加减。柴胡 10 g，白芍 15 g，枳壳 10 g，牛膝 15 g，香附 10 g，木香 5 g，砂仁（打）6 g，炙甘草 10 g，炒麦芽 15 g。7 剂，每日 1 剂，水煎服。

侍诊心得：肝为阳脏，体阴而用阳，主疏泄，喜条达而恶抑郁，其经脉布胁肋循少腹。脾为阴土，主运化，喜燥而恶湿；故脾之运化，需依赖于肝之疏泄，方能运化有度，此为"土得木而达"。若忧思恼怒，气机郁结，肝气不舒，肝气横犯脾胃，日久脾气减弱，亦或素体先天脾胃亏虚，则致肝胃不和，肝郁脾虚，气不行，则血易瘀滞而发病。若情志不遂，木失条达，则致肝气郁结；经气不利，故见胁肋疼痛，胸闷，脘腹胀满；肝失疏泄，则情志抑郁易怒，善太息；脉弦为肝郁不舒之征。遵《黄帝内经》"木郁达之"之旨，治宜疏肝理气之法。

患者久病，急躁易怒，胁肋疼痛，善叹息，乃肝气不舒之象，食少便溏，嗳气，纳呆，脘腹胀满是为久郁脾虚之症，舌暗红，苔薄白，脉弦细，乃气滞血瘀之象。故本证属肝郁脾虚，气滞血瘀之象。方中柴胡味苦微辛，其性可上升清阳，宣散调达，善疏肝解郁，通畅气血，故为肝气不舒之常用药物；而白芍苦酸微寒，可养血敛肝，柔肝止痛。二药配伍，一散一收，既能疏肝解郁，又可养阴止痛，兼解肝脾失和，和胃止痛之功。枳壳辛行苦降，降利肝郁之气，与柴胡相反，共同调理气机升降出入，使气机升降有序，气血运行恢复正常。香附疏肝解郁，理气和中。牛膝引血下行，使血有出路。木香、砂仁均可和胃止痛。炒麦芽可消食化积，助脾气健运。炙甘草味甘，性平，可缓急止痛，调和诸药，且与芍药同用，一甘一酸，益阴养血，缓急止痛。以上为李师常用药。主要配伍，补泻兼施，实现疏肝解郁，行气活血之功效，使肝气平，脾气健，病情痊愈。

按语：本案选用柴胡疏肝散加减的辨证要点是急躁易怒，胁肋疼痛，善叹息，食少便溏，嗳气，舌暗红，苔薄白，脉弦细。柴胡疏肝散加减为李师针对泄泻肝郁脾虚病机实质总结出的经验方，柴胡疏肝散出自《景岳全书》，此方疏肝解郁，活血行气，调畅气机，补泻兼施，使肝气调达，脾气健旺，气血通畅，是以调畅气机之法为原则。

5. 脾虚湿阻

患者魏某，男，45岁。2018年11月21日初诊。

患者诉反复解稀烂便1年余，复发加重1周。曾在我院行肠镜检查示所见结肠、直肠未见异常。发病以来多次口服中药及西药治疗，服药时病情稍有改善，但因工作压力大常反复发作。证见：解稀烂便，日行3~4次，便前脐周隐痛，便后痛减，工作压力大时易加重；面色萎黄，形体消瘦，嗳气，纳差，乏力，晨起口干口苦；舌体正常、舌质暗、舌苔薄白、舌底脉络暗红、脉弦、滑。

主方：逍遥散合参苓白术散加减。党参30 g，茯苓15 g，炒白术25 g，白扁豆15 g，陈皮10 g，白芍15 g，山药15 g，甘草9 g，砂仁6 g，木香5 g，旋覆花

15 g，柴胡 15 g，车前子 6 g。5 剂，每日 1 剂，水煎服。

2018 年 11 月 27 日二诊，患者诉药后诸症较前改善，舌脉同前。效不更方，续服 5 剂后症状明显缓解。

侍诊心得：泄泻病因不外乎内外两种，内因：饮食、情志、体虚；外因：外感暑湿寒热之邪气，其中以湿邪最为多见。泄泻的病机关键为脾虚与湿盛。其病位在肠，脾失健运为发病的主要原因，又与肝、肾密切相关。

从该患者解稀烂便，腹痛，病程长，反复发作，且次数在 3~4 次，可知其为内因所致的缓泄，伴有形体消瘦、嗳气、面色萎黄，为脾气虚弱之象；常因工作压力加重，脉弦滑，则体现出肝气郁滞、湿邪内阻之象。肝属木，脾属土。在五行相生相克关系中，木郁则克脾土，肝气不疏达，横逆犯脾胃木郁则克脾土，致使脾土运化功能失常，从而肠失传导，则发泄泻。且每遇恼怒时泄泻发作，时发时止。如《素问·举痛论》云："怒则气逆，甚则呕血及飧泄。"因此治疗当以疏肝、健脾、除湿三者为法。逍遥散以疏肝解郁为主，兼以健脾养血之功；参苓白术散以补气健脾为主，兼祛湿邪而止泻。药用柴胡疏肝解郁，调达肝气；白芍养血柔肝止痛；白术、甘草、茯苓、党参补气健脾，以实脾土。

按语：泄泻属脾系常见病，无论寒热，均系脾之运化功能失司，致清阳不升、浊阴不降，升降失序，治宜燥湿、芳化、淡渗为法。燥湿芳化在于恢复脾运，淡渗利湿在于使其水湿下行归于膀胱，"治湿不利小便非其治也""利小便以实大便"，即是如此。中医治泄，重视五脏间的内在关系，重视人体自身调节，至于处方用药，或温阳化气，或疏调肝气，或兼健脾和胃，不一而足，旨在辨证施治。

（九）耳鸣

脾虚湿滞

患者，女，34 岁。2017 年 10 月 25 日初诊。

患者诉从事电话接听工作 2 年余，日接听数多达上千，2 月前无明显诱因出现两耳鸣响、右耳听力下降，因影响工作，遂来就诊。证见：两耳鸣响、右耳听力下降，耳如蝉吟蛙鼓，每遇精神紧张，均能引起上症加重，伴四肢倦怠，头重如裹，头晕眼蒙，纳谷不香，夜寐不安，多梦易醒，大便溏烂，日行 2~3 次，舌质黯淡，边有齿痕，苔白厚腻，脉象濡缓。既往体健。否认过敏史。月经量少色淡，提前 3~5 天，周期 26~28 天，末次月经为 2017 年 10 月 10 日。

治法：健脾益气，化湿通窍。

主方：调中益气汤加味。党参 20 g，苍术 8 g，生黄芪 20 g，柴胡 6 g，升麻 3 g，陈皮 6 g，木香 5 g（后下），石菖蒲 10 g，炒苍耳子 10 g，甘草 6 g。7 剂，每日 1 剂，水煎服。

2017 年 11 月 1 日二诊，患者诉服药后症状明显缓解，耳鸣减轻，发作次数减少，右耳听力即有提高，头目清利，纳寐欠佳，二便尚调，舌质淡，有齿痕，苔略白，脉象细。气益脾健而湿行，久困之残湿一化，清升而阴霾必除，清窍宣通故耳鸣减轻、听力回升，不过湿邪黏腻，滞滞听宫，亟须清化通达，故守上方，加路路通 10 g、白芷 10 g，10 剂，煎服法同前。

1 个月后随诊，耳鸣已消失，右耳听力较前明显好转，纳寐可，二便调，余无不适，舌质淡红，舌薄白，脉象细。守上方去苍术、白芷，加炒白术 15 g、沙苑子 15 g、刺蒺藜 10 g。14 剂善后，获全功。

侍诊心得：西医认为，神经衰弱是一种以精神容易兴奋和疲劳，造成精神紧张、烦恼和易激惹等情绪变化，以及睡眠障碍等为主要临床症状的神经性功能障碍，表现为容易乏力、疲劳，注意力难以集中，记忆不佳，情绪焦虑，伴随耳鸣耳聋、睡眠障碍以及一些神经紊乱的症状。

中医认为此例病患为典型耳鸣耳聋病，诸医无不乎肾虚所论多见，然以李师之见，大都其证有四：曰肾虚，曰气闭，曰湿蒙，曰火郁。凡肾虚者，或以年衰病撩，或以房劳过度，致精脱肾亏，髓海空虚，脑转耳鸣，鸣久渐聋；《素问·生气通天论》所云"南方赤色，入通于心，开窍于耳"，凡气闭者，或因忧郁焦虑，心结气郁，治宜顺气，气顺心舒、气至耳窍则闭自开；凡湿蒙者，或以脾运不及，或以肺失清肃，水道失调，水湿化生，困厄中焦，清气不升而浊气不降，湿蒙清窍故也；凡火郁者，多以肝胆火郁，郁火壅窍，治宜发郁清火。

患者两耳鸣响、右耳听力下降乃脾虚湿滞、湿蒙清窍所致，脾失运化，湿浊内生，清气挟湿下陷遂见大便溏烂，头窍失于清阳濡养，又湿邪蒙窍而见耳鸣、头重如裹、头晕眼蒙，诸证亦是脾虚之证，《玉机真脏论》之言"脾不及，则令人九窍不通"即是明证；结合舌脉，为脾虚湿滞之象；患者专接听电话，焦虑紧张，神思呆滞，情志不畅，气郁而心不舒，故上症皆于精神紧张而有所加重；耳鸣且分虚实，凡暴鸣而声大者多实，渐鸣而声细者多虚，患者耳鸣如蝉吟哇鼓，乃焦虑紧张、心气不舒、气郁所致，亦为实证一端。故本案实乃脾虚为本，气闭、湿蒙之实为标。

按语：初诊时，紧抓证机——脾虚湿滞，法拟健脾化湿、升发清阳，方选调中益气汤，加用石菖蒲行滞气、化湿浊，开心窍、明耳目，《药性赋》"诸子皆降，苍耳独升"，以苍耳子升清祛湿、聪耳明目。《脾胃论》"耳者上通天气，肾之窍也，乃肾之体，而为肺之用，盖肾肺长生予子，子乃肾之舍，而肺居其中，而能听音声也"，李师认为，苍耳子内纳白仁，外有毛刺，入肺经而宣通之力强，此子能主诸气孔窍，因肺主气，又耳者宗气也，肺气不行则音声不彰以致耳聋，故苍耳子行肺气以宣达耳窍，增气聪耳。二诊，患者诸证好转，湿邪尚未尽除，黏滞听宫，于原方中加路路通、白芷以增强祛湿通达之力。三诊患者脾稍健运，湿化则气行，清升濡养，故去白芷、苍术以防祛湿伤正，以炒白术健脾固中；缘由患者接听电话用神过度，耗散精神，以沙苑子最能固精，配刺蒺藜，使补中有行，且蒺藜子坚劲有刺，能通耳窍，二者配伍，诚斯聪耳良对。

（十）吐酸

湿热中阻

患者黄某，男，42 岁。2018 年 6 月 3 日初诊。

患者诉 1 年前无明显诱因出现反酸、吐酸，夜间明显，伴恶心欲吐，期间中西医治疗，效果不佳，现症状加重，遂来求治。证见：吞酸频作，口苦胁满，咽喉不利，时有嗳气，烧心不舒，口干口苦，头晕乏力，纳可寐差，小便调，大便稍烂，黏腻不爽，日行 1~2 次；舌质暗红，舌苔厚腻，脉象弦细。外院胃镜示：反流性食管炎（轻度）；胃黏膜白斑性质待查；慢性非萎缩性出血性胃底胃窦炎（轻度）；食管中段乳头状瘤？病理诊断：胃黏膜轻度慢性炎；食管中段黏膜乳头状瘤。碳 14 呼气试验：HP（−）。

主方：柴芍六君汤加减。柴胡 10 g，白芍 15 g，党参 20 g，陈皮 6 g，半夏 10 g，茯苓 15 g，炒白术 15 g，海螵蛸 10 g，茵陈 15 g，滑石 20 g，木蝴蝶 10 g，甘草 6 g。7 剂，每日 1 剂，水煎服。

2018 年 6 月 10 日复诊，诉诸症好转，夜间偶有反酸嗳气，恶心欲吐；舌质暗红，舌苔薄白，脉弦细；效不更方，守上方去茵陈、滑石祛湿之属，加竹茹安胃止呃之品，10 剂，以期巩固。

侍诊心得：《黄帝内经》云治病必求于本。本病治要应着眼于调肝，采用柔肝法，使肝之疏泄功能恢复正常至为重要；脾胃为气机升降之枢纽，枢者门轴也，因湿为阴邪，重浊黏腻，粘滞门轴则枢转不利，气机升降失序，遂致吐酸而成胃食管反流病，故又兼祛湿和胃，使湿邪祛，气机复，病自止。方中柴胡、白芍疏肝和胃，陈皮、半夏降逆调气，党参、茯苓、炒白术、甘草健脾益胃，茵陈、滑石清热祛湿，木蝴蝶疏肝和胃利咽，海螵蛸固中收湿制酸，诸药合用，共奏行气化湿清热、清热之降之功。

按语：病在中焦，从肝论治。胃食管反流病主症反酸、烧心、胸骨后灼痛。舌苔黄，脉弦。初起为热证、实证、湿证，其病位在胃与食管，但其本在肝。因酸味属肝，肝郁则侮其所胜，若肝气横逆犯胃，则吞酸频作，口苦胁满；若胃火内炽，灼伤胃阴，络脉失养，则可见烧心，治宜行气化湿，清热通降。

（十一）带下病

赤带（脾虚气陷、阴火下乘）

患者徐某，女，35 岁。2017 年 11 月 6 日初诊。

患者诉 3 年前无明显诱因下出现白带较多，色红黏稠，伴有臭味，时有下腹空痛感，胃纳不佳，经某医院诊断为慢性盆腔炎，曾服青霉素治疗，病情反复不愈，后又到南宁某医院检查，亦诊断为盆腔炎，期间服用中药（清热祛湿止带），症状好转，停药后症状遂即加重。患者慕名而来，求诊李师，诉阴道有腥臭混浊血水样分泌物渗出，无瘙痒感，小腹坠胀隐痛，腰膝酸软，大便黏烂，日解 2~4 次，肛门灼热，纳寐欠佳，小便黄。既往月经周期基本正常，育有 1 子。舌尖红，舌根胖大，边有齿痕，舌苔白腻，脉象虚滑。体温 37.6℃。化验：血常规白细胞计数 11.8×10^9/L。

治法：健脾补肾，益气止带。

主方：调中益气汤加减。党参 20 g，苍术 8 g，生黄芪 20 g，柴胡 6 g，升麻 3 g，陈皮 6 g，砂仁 6 g，木香 5 g（后下），黄连 6 g，海螵蛸 10 g。10 剂，每日 1 剂，水煎温服。

2017 年 11 月 16 日二诊，患者诉上症好转，赤带减少，发热已除，大便略稀，日解 1 次，纳寐可，小便调。舌质淡，舌根胖大，苔根白厚，脉象沉敛，是寒湿下行而肾虚未固，遂于上方去黄连，加蛇床子 15 g、补骨脂 15 g，10 剂，煎服法同前。4 个月后随访患者，诉服药后诸症消失。

侍诊心得：《傅青主女科·带下》曰："夫带下俱是湿症。而以带名者，因带脉不能约束而有此病。"笔者认为"无湿不成带病"，治当以祛湿为先，湿去则带脉约束；然除去因湿致带外，尚须重视阴火与带下的关系，故提出"阴火致带论"，由《内外伤辨惑论》所谓"脾胃气虚，则下流于肾，阴火得以乘其土位"，当心火独盛，心之壮火乘虚弱之脾土，《黄帝内经》云："壮火食气；炅则气泄；脾虚气陷，心之壮火亦随气陷下流于肾，消耗肾气，开合失司，遂致带下。"此东垣所谓"阴火乘其土位"，土虚不能治水，则水不储，又阴火挟水下流于肾终致带病。

因心、火均主赤色，故阴火致带多是赤带，治当温运中宫，调中益气，实脾土而伏其火，故能防阴火乘其土位之变。温运为主，祛湿为辅。方取调中益气汤以温运脾土，健脾益气，方中用柴胡、升麻少量以升发清阳，加砂仁增强理气祛湿之力，海螵蛸性能温运化湿、涩能止带，温涩并用，是为疗赤白漏下之圣药，且以少量黄连清泄心火，为防阴火下乘。二诊，患者惟以苔根白厚，脉象沉敛，由先前阴火下流于肾，阴火耗损肾气致气化不足，水湿停滞下焦，此时脾阳渐得温运，肾中命火仍衰，极需益火之源，故于上方去黄连，加蛇床子、补骨脂等温阳补肾之品，温补命门，温化寒湿，湿去则带止。

按语：赤带系指女性阴道排出的一种赤浊黏滑、似血非血的液体，相当于现代医学所谓之"血性分泌物"。赤带病证,出自《备急千金要方》卷四,亦名赤白沥、赤白漏下、妇人下赤白沃等,历代以傅青主详论尤深,傅青认为"夫带下具是湿证;赤带因肝郁克脾,脾失运化,湿热蕴结带脉所致",赤带多湿热,治多以清解之法,然此案赤带不泥前贤治法而独以温运建功。

(十二)咳嗽

脾肺气虚

患者李某,男,68岁。2016年9月6日初诊。

患者诉于8年前无明显诱因出现咳嗽气喘,气短乏力,于当地医院就诊,查胸部CT示:慢性阻塞性肺炎合并肺气肿。常服西药可缓解(具体不详),然每年于9~10月症状反复加重,近年来咳嗽加重,服用西药无效。证见:咳嗽频作,上午明显,气短乏力,爬楼梯即上症加重,少气懒言,时有胸闷气急,微喘有痰,咳甚牵引右胁肋隐痛,不欲饮食,胃脘胀满,大便溏烂,面黄肌瘦,怕冷自汗;舌质淡,舌体胖大,边有齿痕,舌苔白腻,脉象沉细。

治法:健脾益气,宣肃气机。

主方:调中益气汤加减。党参25 g,炒白术15 g,苍术8 g,黄芪30 g,陈皮6 g,姜半夏10 g,柴胡6 g,升麻3 g,木香5 g,厚朴10 g,苦杏仁15 g,焦三仙各15 g,甘草6 g。10剂,每日1剂,水煎温服。

2016年9月19日二诊,咳嗽渐平,食欲渐增,便软不溏,舌体胖大,苔薄白,脉沉细。患者诸证好转,然久咳必虚,虚损气根,现腻苔已化,故补肾无虞,遂于上方去苍术、升麻,加菟丝子10 g,补骨脂10 g纳气归根,10剂,煎煮同前。

2016年10月9日三诊,咳嗽已平,患者自行停药10余天,现偶有咳嗽,纳食香,气力可,无胸闷气急;舌质淡红,苔薄白,脉细。效不更方,守方7剂,病症痊愈。

侍诊心得:慢性阻塞性肺炎是临床常见的一种呼吸系统疾病,临床治疗慢性阻塞性肺炎,西药多以排痰止咳、消炎、扩张支气管、改善通气功能等为主。因其具有咳嗽咳痰、气短胸闷等主要症状，故归属于中医"咳嗽"病之范畴。《黄帝内经》云：五脏六腑，皆令人咳，非独肺也。李师认为：肺是诸咳之门户，六淫外感，七情内伤，皆能致咳，不过借肺器作矣。《黄帝内经》所谓脾咳之状，咳则右胁下痛，阴阴引肩背，甚则不可以动，动则咳剧。此案为脾咳之由，脾气虚损，土不生金，累及肺气，终致脾肺两虚，气虚作咳。然欲求治咳，必先补气，欲求补气，必先健脾，故宜从脾脏着笔，虽不中亦不远矣。

按语：予调中益气汤健脾益气，辅以陈皮、半夏理气运脾；中虚乏运，胃中有浊（腻苔），浊气不降援引伏痰蓄贮于肺，阻升碍降，肺络失司，则见胸闷气急微喘，杏仁配厚朴宣发肃降肺胃之气；焦三仙导食滞、开胃气、助脾运，脾土健运则生金有余。患者经健脾益气、宣肃气机后，诸证好转；此时气机宣畅，若以补法则直入本源，因久咳虚耗肾气，肾气虚弱，不能熏蒸脾胃，脾胃气寒，则饮食不开，迟于运化，故以菟丝子、补骨脂补肾助阳，一以纳气归元平咳喘，二者温肾助阳以全脾之运化。诸药合用，健脾益气，温肾助阳，培土生金，脾运得健则生肺自足，咳嗽可愈，此五行生化之理。

医话记录

（一）医德集

1. 一心赴救

2016 年 3 月的一天，弟子如往常跟师抄方，8 点左右，门诊推送来一位老者，儿女伴其左右，了解其既往有"肠梗阻""结直肠癌""肝癌"等病史，证见：呕吐，少神，嗜睡，郑声，不欲饮食。李师见其重症，告其须赶紧住院治疗，其亲人同意住院，然经联系得知脾胃病科已无病床，此时亲人不知所措，李师又拿起手上的电话与肝病科联系，看有无床位，先住院再定治疗计划，然而护士长也告知已无空床位了。亲人获悉，愁容满面，甚者黯然泪下……打电话无果，只见李师站了起来，嘱咐弟子先给病人点按"鱼腰穴"，自己又踱门而出，向其他诊室询问求助，经过努力，终于办妥住院！病患亲人感谢万分，望着李师久久不愿离去。弟子心想：李师抛开了看病时间，放下了身份，慌慌忙忙像极了小儿，这就是"一心赴救，无作功夫形迹之心"的境界，我从李师的身上看到了大医的身影！

鱼腰穴乃师门治呕吐呃逆等胃气上逆之证的要穴，医者双手对按其穴，往往不出 2 分钟，患者之症即可解除。

2. 德在术先

医者的心量决定医术的高度。《医戒》有告：临证察机，使药要和者，谓之上工。曾经对于药和的理解很肤浅，一度停留在药之配伍亦药之和证的层面。今跟师，弟子才对医戒有了重新的认识，什么是真正的上工、大师的品行！

一患者诉上症（胃脘辣痛）好转，偶头晕乏力，身出热汗，颜面红赤，部有红疹，睡卧流涎，大便溏烂，纳可寐差，舌质淡红，舌苔略白，脉细。观师前方拟调气和中散化裁治疗，然处方之中有一味肉桂，因师很少运用温热之药于临证，故好奇问之。师曰：患初诊时舌质红绛，然脉略细，此舌脉不符，当和其中气，处以调气和中散，又观前医多投温热扶阳之剂，其性已热，故为师加味少量肉桂以顾前医之法，起药性缱绻过度之用，患现热象已退，故可去肉桂了。弟子赞到：您医德高尚，医术精妙，此反佐之妙！李师为什么会有如此跨度的医法呢？正是李师有德，护诸医之短，慈由相现，法乎中道，道法自然，医术借医德而浣化出光彩，此术无道不远之谓！甚至可以说"德在术先"。

众人皆知，医德与医术相辅相成，然若非李师德心一动，实难拟出如此精妙的药方；如非弟子临证亲感，实难领悟大医精诚如斯。

3. 克矜己长　兼收并蓄

师父是一位胸怀洒落的儒医，没有门户之见，自矜己长而兼收并蓄。临证轶事，可见一斑。某日诊治一失眠患者，李师必单用重用茯神，弟子问师："何不茯苓、茯神同用，以药对之功增效？"师言："何意"？弟子答："董老治失眠即是如此运用。况《太平惠民和剂局方》有一失眠方名'妙香散'，其中用药亦是如此，此方功具补气宁神，行气开郁。方中茯苓、茯神同用，以宁其神，神宁则气固，精自可主蛰守位，又二茯同用可下利行水，兼泄肾中相火。"语毕，李师随之。某日诊治一阴伤外感流涕者，弟子言"何不加一味藕节"，师言"藕节之用，咳血甚佳"，弟子又言"余跟师党老，党老教言：凡诸窍水血无行常道者，藕节主之"，语毕，师亦随之，而在运用藕节之余，师又发挥其主治功用，认为其又主诸窍干痒作咳，以其通藕窍而汇之成节之象，故又有通肺络之功。某日诊治一痛痹，弟子言"何不选方痛安汤"，师问何方？弟子言"此方乃国医大师韦老疗痛神方。方药如丹参、三七、两面针、煅龙骨、白芍、降香、炙甘草"，师亦随方加减。

诸如事件，临证多多，不一一列举。李师撇开门户之见，可谓半日临证半日验习，兼收并，为己所用，倘若我们具备了李师研学之性，又何谈中医继承之难呢？临证落脚点在医者的执方上，功夫在用药的加减上，而功夫的境界却在德上。所谓道无术不行，术无道不远，大医精诚便是如此。

（二）养生集

1. 胃不喜纠偏而至平和

清代杏林巨匠叶天士有一名言："胃以喜为补。"因叶师曾治一病人，其形色衰夺，已成劳怯之候，先生阅前医治法，遍选补药，丝毫不见奏功，反饮食不思，病势日趋沉重。他诊得脉后对病家道："求医无益，食物自适，胃以喜为补，若不明胃喜知味，实难拟法，暂不投药。"嘱日以湘莲、芡实、香糯、南枣、百合、燕窝、鸽蛋煮粥服之，病人竟一日好过一日，奇迹般地恢复了健康。中医特别重视人的脾胃，认为脾胃为后天之本，脾胃气旺，则各脏自强；胃气一败，百药难施。《素问·生气通天论》曰："阴之所生，本在五味，阴之五官，伤在五味。是故味过于酸，肝气以津，脾气乃绝；味过于咸，大骨气劳，短肌，心气抑；味过于甘，心气喘满，色黑，肾气不衡；味过于苦，脾气不濡，胃气乃厚；味过于辛，筋脉沮驰，精神乃央。"言明嗜食五味，可以导致脏腑偏差，而生疾病。现今人们生活条件优越，对食物也是百般挑剔，喜食甚至嗜食某一二类自己喜欢的食物，也能导致各种疾病。对于吃喜欢的东西这件事，我们不能简单地判断对错，要具体分析，机体内部真的匮乏了，吃点喜欢的东西补一下是好事；但是，如果机体的营养已经很充足了，还按照自己的喜好大吃特吃，不加节制，就是贪口腹之欲的表现了。

喜与不喜也是有针对性的，在《千金方》中有一个治疗小儿啼哭的方法，就是用母亲怀孕时特别想吃的东西来喂孩子，小孩就不哭了。试想，胎儿并不知道食物味道，他想得到某种食物的营养并不是为了满足口欲，而是真正有所需求。大家都不大喜欢喝苦口的中药，然而弟子跟师临证，多次遇到这样的现象，李师辨证施治，所拟处方为龙胆泻肝汤这样大苦的汤药，却有病者反馈喝起来特别甘甜利咽。

临证之间，当病患问及饮食调养的内容时，李师总会如此言道："吃点自己不喜欢的食物。"为什么要选择患者不喜欢吃的东西呢？多是病人嗜食喜爱之物，无法接受他不喜欢的食物，导致饮食偏差，在人身脏腑或有过之亦有不及，不喜欢（阴）与喜欢（阳）正是一对矛盾的主体，孤阴不生，独阳不长，阴阳相和，即是健康之状态，平人之气象。

2. 健脾胃，清内火，过暖冬

2017 年 11 月 22 日是小雪节气。李师有言，小雪过后，冷空气活动频繁，这时一定要注意防寒保暖，饮食上则遵循"秋冬养阴""无扰乎阳""虚者补之，寒者温之"的古训，随四季气候的变化而调节。

元代忽思慧所著《饮膳正要》曰："……冬气寒，宜食黍以热性治其寒。"也就是说，少食生冷，但也不宜燥热，有的放矢地食用一些滋阴潜阳、热量较高的膳食为宜，同时也要多吃新鲜蔬菜以避免维生素的缺乏，如：牛羊肉、乌鸡、鲫鱼，多饮豆浆、牛奶，多吃萝卜、青菜、豆腐、木耳等。小雪，不宜太补，小心内火。盲目进补，会适得其反。

进入小雪，气温下降，一些人喜欢吃热乎乎的火锅等辛辣食物，或开始进补，希望"冬天进补，春天打虎"。不过，这样盲目饮食进补，有可能会适得其反，导致不适、体内生火的情况出现。

李师提醒，因为脾为后天之本，只有脾胃功能正常，消化吸收能力才好，进补才能有效。素来脾胃不好、胃寒的人，若不加辨证就盲目进补，身体容易承受不住，会消化不了，出现腹胀、腹痛、腹泻。还有，胃中有火的人，进补后会感觉胃中吞酸嘈杂，恶心欲呕。对冬不受补的人，应在进补前调理脾胃。

小雪，先健脾，再进补；火退后，再进补。李师认为脾虚之人进补前应先吃一些健脾的药，比如参苓白术散、人参健脾丸之类，也可多用山药、扁豆、薏苡仁、白术等炖肉吃，等脾功能有所恢复、脾不虚时再进补，才能正常消化吸收。

还有一些人，平素好食辛辣肥甘，日久化热生火，积热于肠胃，表现为胃部灼热、嘈杂、喜呃善饥，进补后，呃逆腹胀，不能消化，这属于脾胃有火的表现，进补前就应先清火，可用竹叶、麦冬泡水喝，或吃菜时多吃苦瓜、青菜，待胃火退后再进补。

3.皮类药食在日用中的养生

许多食物即药物，它们之间并无绝对的分界线，古代医学家将中药的"四性（温热寒冷）""五味（酸苦甘辛咸）"理论运用到食物之中，认为每种食物也具有"四性""五味"，即药食。《黄帝内经·太素》写道："空腹食之为食物，患者食之为药物。"《淮南子·修务训》称："神农尝百草之滋味，水泉之甘苦，令民知所避就。当此之时，一日而遇七十毒。"可见在古时，药与食就已经是相互统一不分离的。

李师对药食有一定的认识，尤其对皮类药食有独到的见解。《黄帝内经》云："大毒治病，十去其六；常毒治病，十去其七；小毒治病，十去其八；无毒治病，十去其九；谷肉果菜，食养尽之，无使过之，伤其正也。"此论抑或为最早的食疗原则！李师认为："瓜果最是养人。"其提倡的瓜果食养方法对人们的日常生活具有很大的养生意义。因瓜果肉质鲜美，富含人体所需的微量元素，又有天然的包被果皮，果皮具有的养生防病价值不容忽略！略列几种瓜果皮进行说明：

西瓜：性寒，味甘甜，清热解暑、生津止渴，有助于治胸膈气壅，满闷不舒服，口鼻生疮，暑热，中暑，解酒毒等症。李师告诫弟子："西瓜红肉易助长湿气，多食使人黏腻口干，其白肉能祛湿、亦有清暑利尿之功。"故食西瓜时，可适量吃食白肉，以防湿气由生。西瓜皮亦有西瓜翠衣之美称，还可以做菜、入药等，味淡微苦，能化热除烦，祛风利湿，解皮肤风热。

冬瓜：性微寒，味甘淡，无毒，能清肺热化痰、清胃热除烦止渴，甘淡渗痢，祛湿解暑，能利小便，消除水肿。李师讲："冬瓜煲汤时，勿去瓜皮。瓜皮走皮肤，能行水湿，善消浮肿。"夏季暑湿为患，人们很容易被湿热所困，表现出倦怠乏力、少气懒言等一派暑湿之象，冬瓜带皮煲清汤，能解暑热，祛水湿，是夏季必不可少的一道药食。

生姜、大蒜：生姜、大蒜因其味道辛辣，能调和五味，作为炒菜的佐料，出现在家家户户的厨房中。李师言："炒菜时，不要去生姜皮、大蒜皮，此皮祛湿力强，且能散姜蒜之热。"炒菜时，生姜、大蒜宜后下，不宜久炒，后下则纠偏食味，久炒则性热。

在中医里亦有以"皮"为主打方的汤剂，如五皮饮，由五加皮、地骨皮、茯

苓皮 、大腹皮 、生姜皮等五种皮组方而成，五加皮祛风胜湿；大腹皮下气行水；茯苓皮渗湿健脾，于散泻之中，犹寓调补之意；生姜皮辛散助阳，宣散水气；地骨皮退热补虚；皆用皮者，水溢皮肤，以皮行皮也。此方有祛风除湿，利水消肿之功，可用于全身水肿，胸腹胀满，治水病肿满，上气喘急，或腰以下肿。

4.脾胃为摄生之根

摄生，又称养生、尊生，语出《老子》："盖闻善摄生者，陆行不遇兕虎，入军不被兵甲。"意思是保护自己不被猛兽伤害，保护自己不被兵刃所伤。换句话说，我们可以引用《黄帝内经》的真言"保生长全"。怎么保生以长全呢？经言：天地合气，命之曰人。人禀天地之气而生，所食之物，所采之气，皆天地化生由来也，故善保生者，必于天地自然摄之取之有道。脾胃为水谷之海，气血生化之源，每时每刻都在摄取自然的能量，脾胃得健，运化水谷，布散精微，濡养五脏六腑、四肢百骸。李东垣有言："百病皆由脾胃衰而生也。"是故因之，脾胃衰弱，百病所由来；脾胃健运，百病莫敢侵。

中医讲"有诸内必形诸外"。而脾胃不好的人，从外表就能看出来。常碰到这样的病人：有的面色苍白，口唇没有一点光泽；有的过于消瘦，好像一阵风就能吹倒了；有的很胖，看似体格庞大，但一点都不结实；还有的说话有气无力，精神不振，年纪轻轻却未老先衰……多是由于他们的脾胃功能受损造成的。因此，要知道脾胃好不好，我常看以下几个部位：

口唇：一般来说，脾胃好的人嘴唇是红润的，干湿适度，润滑有光；而脾胃不好的嘴唇发白、没有血色，显得非常干燥，容易爆皮、裂口子。口臭、龈肿痛等症状大多和脾胃消化能力不足有关。另外，睡觉时流口水也是脾气不足的一种表现。

鼻子：脾胃的经脉和人的鼻子相连。鼻腔干燥、嗅觉失灵、流清鼻涕、鼻子出血，大多是脾胃虚弱所致。鼻翼发红的人，多有胃热；鼻头发青伴有腹痛，也说明脾胃功能不好。

眼睛：脾胃不好容易气血不足，进而影响到肝，肝开窍于目，所以眼睛容易疲劳，看不清东西。另外，脾和人体液的吸收关系很大，如果常出现眼睛红肿、脸肿等现象，也可能是脾的问题。

耳朵：脾胃虚弱会导致人的肾气不足，常常表现为耳鸣甚至耳聋。此外，很多人的脾胃不好，是由过度劳累或情绪引起的。尤其是春天，肝火旺盛，人往往易怒。脾胃失调的人，春天常常觉得身上没劲儿，手脚冰凉，有时还会拉肚子。

《黄帝内经》曰："脾主为胃行其津液"，又云："饮入于胃，游溢精气，上输于脾，脾气散精，上归于肺，通调水道，下输膀胱，水精四布，五经并行。"言及人体消化、吸收及营养输布全赖脾之运化，水液上下通达，均倚脾气枢转，脾胃要义，概述无遗。五脏六腑之盛衰，气血之生化皆禀于脾胃，故必应视之为本源。摄生者莫贵乎气血，又脾胃为气血生化之源，故脾胃得健，气血以平，骨正筋肉，阴阳和合。故云：脾胃为摄生之根。

5. 养心养命的茶

俗语有言："琴棋书画诗酒花，当年件件不离它；而今此事要变更，柴米油盐酱醋茶。"可见琴棋书画等物对人们而言是可有可无的，然而柴米油盐酱醋茶确是必不可少的，俗称开门七件事。开门七件事是古代中国平民百姓每天为生活奔波的七件事，民以食为天，而独把茶放于饮食之末，是意义深长的。茶是养生最捷径的法子，也是百病之药。

医圣张仲景在《伤寒杂病论》中，对茶有这样一个评论，他说茶治便脓血甚效，就是你如果闹肚子，拉脓拉血喝茶就有用。梁代名医陶弘景道："喝茶可以轻身换骨。"懂史记的人知道，隋朝有这么一个故事，当时皇帝生病，百医无效，最后怎么办？喝茶喝好了。茶叶在我们中华几千年灿烂的文明中，占据了无可比拟的地位。我小时候，看到村里有人眼睛得病，就熬绿茶，用来擦洗眼睛就洗好了。有远方而来疲劳的客人，奶奶提前为他们泡好一壶热茶，客人饮茶后，疲惫顿时解除。奶奶在乡村也算是个土医，常常去山里采回山枝条树疙瘩，用于邻里邻舍伤风感冒等寻常病，奶奶告诉我，饮清汁（在清茶中滴一滴小儿的尿）可以治愈风热鼻血，所以说茶是药食同源的典型代表。李师喜饮茶，不是白天喝就是晚上喝，师言其为"养心之品"，久服和颜悦色、轻身延年。何以言此？茶味因水觉甘美，心因茶而和宁，心宁而长有天命。《黄帝内经》云："心者，君主之官……主明则下安，主不明则十二官危。君火以明，相火以位"。君主何以做到明呢？答案是肯定的：明德！德何以明呢？中正平和，宁明体用，百姓安居乐业，即是明德。意思是讲君主想要明德就不要乖张暴力，而要体用平和，清净而为。经言：天气者，清静则藏德不止。即是明证。在众多茶中，李师尤推崇熟普，熟普味甘性平，甘能补中、益气、消食，久服消脂，年份久的熟普甚至有人参大补元气之功。

（三）本草集

1. 一药多用话"蝴蝶"

蝴蝶，一种被人们视为吉祥美好的象征，一直为历代文人骚客所喜爱。如北宋谢逸在《蝴蝶》中描述到："狂随柳絮有时见，舞人梨花何处寻"；南宋杨万里《宿新市徐公店二首》诗云："儿童急走追黄蝶，飞入菜花无处寻。"分别描述了菜白蝶在白色的梨花中飞舞和黄粉蝶喜在黄色的油菜花中飞舞的情景，甚是有趣。

中医虽然有"万物入笼都是药""天地氤氲可入药"之说，可蝴蝶作为中药指导于临床却少之又少。《本草纲目》仅有"蛺蝶"一名，除谓"古方无用者"一言之外，内容空白。而植物中有以蝴蝶名者，种类繁多，如蝴蝶木，即蛆草；蝴蝶风，即夜合叶；蝴蝶藤，即山甘草；蝴蝶满园春，即虞美人。但都没有木蝴蝶的知名度高。

木蝴蝶，为果实中的膜样薄片，一如蝶翅，四边薄而明，中间微厚，质轻，又称千层纸。因其主产于两广地区，故又有"宜南草"之称。我曾就"宜南草"一名问教于师父，师父告知："宜南之意，一者言其生长于南方，二者有宜南之性。"又问"何为宜南之性？"师答曰："中医讲求天人相应，中草药禀天地之气，合四时之性，一方水土养一方草，故当地的气候决定了中草药的功效。"余心想：岭南地处亚热带，而广西地处南方，天气炎热，又常阴雨连绵，潮而熏闷。《岭南卫生方》早有所载："濒海地卑，故阴湿之气常盛……阳气常泄，故四时放花，冬无霜雪，一岁之间，暑热过半。"故南方多湿热，多风雨，甚至缠绵夹杂，然湿热易碍脾，风雨多伤上（即内经所言"三部之气，所伤异类。风雨则伤上"，"天气通于咽"），木蝴蝶耐受风雨湿热，禀性繁殖，方书有"疏肝和胃，清热利咽"之效，即言此有宜南之功，为岭南常见病、多发病要药。

李师认为："木蝴蝶为脾胃专科要药，一药多用。一者枢转气机以疏肝和胃；二者清湿透热以健脾；三者清虚热以利咽喉，且有养阴之功，清热而不伤阴；四者疏风透热疗外感，或可替代薄荷疏散风热，又能补虚，宽中，进食。"然木蝴蝶何以一药多用？李师有道："此药亦有后下、混煎之别。后下者，尤以疏风透热、清利咽喉之功显著；混煎者，以疏肝和胃、健脾补虚为佳。"

然木蝴蝶后下之用亦有讲究！以其形质似干瘪薄纸，故后下须先用冷水稍少浸之湿润，方可后下，以求药效充分。师临证之中，必用木蝴蝶，以其有枢转气机、护膜和胃之效，用于诸方之中，大有发散药力，助药祛邪，调气和中之功。

2. 医话人参莱菔子同用之功

柴芍六君汤为《医宗金鉴》里治疗小儿慢惊的一剂良方，用于脾虚肝旺，风痰盛者尤佳。李师善用柴芍六君汤加味莱菔子治疗胰脾、胃肠、肝胆等危重病变，如溃疡型结肠炎（中医名"肠僻"）、病毒性肝炎及肝硬化（中医名"肝着"），其总纲证要为气虚肝旺，脾虚气滞型，疗效显著。

有谓人参补气，莱菔子破气，故服人参不宜同时服食萝卜及莱菔子，李师如此为之，其意何为？昔朱丹溪指出：人参补气，而补益药何止人参；莱菔子善消，而消伐药又何止此一味！即二者同用，也无非补消兼施之理，仲景之枳术汤，就以枳实、白术同用；厚朴生姜半夏甘草人参汤，即以人参、甘草、厚朴、半夏同用，同一理也。《本草新编》说得好："……或问萝卜子专解人参，一用萝卜子则人参无益矣，此不知萝卜子而并不知人参者也。人参得萝卜子，其功更神，盖人参补气，骤服气必难受，非止喘胀之症为然，得萝卜子以行其补中之利气，则气平而易受，是萝卜子平气之有余，非损气之不足……"

李师常言："当今之世，不管人们面对生活、工作还是人际关系，压力甚大，心情不畅，容易导致肝郁气滞，然肝木克土，脾虚生变，故临床多有气虚肝旺，脾虚气滞等证型。脾虚无力运化，阻于中焦，易致气滞；气滞不行，暗耗真气，亦可气虚，故气滞与气虚相互转变，一派虚实夹杂之象。"李师用柴芍六君汤去钓钩藤用以枢转肝气，扶助正气，莱菔子秉性疏肝、善消食积，如《纲目》所言"莱菔子之功，长于利气"，全方扶正不助邪，祛邪不伤正，大有中正平和之功。张锡纯说："服莱菔子能多进饮食，气分自得其养。若用以行气开郁，正需要参、芪、术诸药佐之。"张氏所言即是明证。

人参、党参均能补脾益肺，生津养血，均可用于脾气不足的体虚倦怠，食少便溏；肺气亏虚的咳嗽气促，语声低微及气虚血虚者。人参能大补元气，为治气虚欲脱、脉微欲绝危重证候的要药；党参补脾肺之气及生津、养血、扶正祛邪等功效与人参基本类似而力较弱，故古今方中以人参治疗一般脾肺气虚及津伤血亏而证候较轻者，现多以党参代之。但党参并无大补元气、复脉固脱之功，虽用大剂量，亦不能代替人参益气固脱。然人参至重，价值千金，非平民百姓皆所能用之，故李师常用党参代之。

《黄帝内经》道："有故无殒，亦无殒矣。"人参得莱菔子，防补气太过阻碍气机，莱菔子得人参，防利气太过，如此气平以和，疑难可愈。可见"人参与莱菔子不可同用之说"实为庸浅之见，不可为信矣。

3. 刺蒺藜药对

老师临证处方，喜用药对，方虽平平，于疑难重症之中亦能随手奏效，以其中包含药物配伍的妙用，配伍恰当与否，直接影响方剂，故精用于方，必精用于药物的配伍，下面的几双乃李师临证惯用药对，兹分享刺蒺藜之用。

刺蒺藜配潼蒺藜：潼蒺藜，又名沙苑子，性温，味甘，归肝、肾精，有补肾固精、清肝明目之效，主治腰膝酸痛、遗精早泄、遗尿、尿频、白带、神经衰弱及视力减退、糖尿病等症；刺蒺藜，性温，味辛苦，入肝、肺经，散风，明目，下气，行血，平肝，解郁，主治头痛、身痒、目赤肿翳、眩晕、胸胁胀痛、乳房胀痛等症。李师认为：潼蒺藜柔润而降，刺蒺藜性升而散；前者善补肾以治下，后者长于平肝以治上；潼蒺藜补虚善熄内风，刺蒺藜通窍善平外风。老师治疗耳鸣耳聋，必用蒺藜对药！二药合用，平肝补肾效果尤好，疗内外诸风，能明目、开窍、止鸣、通聋。

刺蒺藜配制首乌：刺蒺藜清肝平肝，祛风明目，并行血祛瘀；制首乌滋养肝肾，补益精血。二药相伍，功力大增，行补兼施，散风邪，滋肝肾，主治头痛头昏、须发早白。

刺蒺藜配合欢皮：合欢皮宁心安神，祛瘀止痛；刺蒺藜疏肝解郁。二药相伍，用治血虚肝郁，证见虚烦不寐，胸胁刺痛，周身刺痒者，效果尤佳。

刺蒺藜配川楝子：刺蒺藜能疏肝散郁，川楝子理气止痛。二药相伍，疏肝和胃，治肝气横逆犯胃之胁痛脘痛最宜。

4. 杜鹃有奇效

有童年的伙伴应该都认得此花，尤以江浙伙伴识得为多。今年暑假在家给乡里的一位老者治失眠，我处以温胆汤三剂后，老者睡眠俨然好转。因没有收他诊费，老者为感谢我告诉我一个秘方：白石湾山里有许多黄色的花（老者不知其名，即是闹羊花又名黄杜鹃），他用此花熬药汁搽涂跌打损伤、疤痕愈合，良有奇效。并嘱我研究……今日新书《串雅内编》到手随便阅览，得一方名"透骨丹"，方中君药为闹羊花，清代名儒赵学敏言："此神方也，用治跌打损伤，深入骨髓！"中医药真的很有趣！

5. 合欢蠲忿

《神农本草经》载：合欢皮味甘，平，主安五脏，和心志，令人欢乐无忧。嵇康更在《养生论》言："合欢蠲忿，萱草忘忧，愚智所共知也。"唐代苏鹗《苏氏演义》卷下："欲蠲忿，赠以青棠，青棠一名合欢，则忘忿也。"可见，合欢皮可以治疗情志不遂，心情哀默，令人"欢乐无忧"。诚斯如此，李师在临证不寐一案中，辨证施方之际尤喜加用合欢皮，谓其解郁安神之效莫于之可比！合欢树出二物，合欢皮、合欢花皆是良药，二者皆具解郁安神功效，都可用于心神不安、忧郁不眠之证，但合欢花可以理气开胃兼有活血养血之功，亦能美颜祛斑，而合欢皮可以活血消肿、止痛生肌，此二者不同。一般解郁、活血多用花，安神助眠多用皮。李师临证喜用药对，合欢皮、合欢花兼合以用，甘润平和，大大增加了解郁安神、安定心志之功，对肝气郁结、心肾不交等病证，实有建功！

6. 解表清里要药"救必应"

2015 年 1 月，从桂林来的患者，自诉一周前参加朋友婚宴，参加的亲朋好友都出现了腹痛腹泻的症状，自己也不能幸免。患者言，每日泄泻多达 9 次，痛苦堪忧。而后相关部门对宴会食物进行检查，得实为沙门氏菌中毒。多次求诊，未有效果，慕名而来，求诊李师，刻下证见：大便水样，日解 4~6 次，泻下急迫，里急后重，肛门灼热，偶有发热恶寒感，乏力尤甚，纳寐尚可，小便色黄，舌质略红，苔白微黄，脉象弦细。师弟私语："师兄啊，此一症大便水样频繁，又有恶寒之表证，颇似伤寒表证未解，邪陷阳明之证，方用葛根芩连汤如何啊？"我频频点头，笑言李师："师父，用葛根芩连汤怎么样呀？"只见李师莞尔一笑，处方：葛根 15 g、黄芩 15 g、黄连 10 g、甘草 10 g、厚朴 10 g、蒲公英 15 g、土茯苓 20 g、救必应 15 g、车前草 15 g、六神曲 15 g。

"哈，原来李师跟咱俩想到一块啦！"师弟微笑道，"李师用葛根芩连汤解表清里，厚朴、土茯苓专攻健脾祛湿，蒲公英清热不伤阴，神曲健脾和胃以固大便，然患者泄泻如此，竟不见师以固涩之品建功，此为何意？救必应又是何方神药啊？"我答道："古云治湿不利小便，非其治也。"故李师用车前草利小便以祛湿，祛湿以实大便，然而未曾固涩，非我所能解也。

李师见状，语重心长地对我俩说："此为细菌中毒性痢疾患者，属中医疫毒痢范畴，患者大便水样，泻下急迫，里急后重，又伴发热恶寒，疫毒无疑。毒邪阻于胃肠而致泻痢，再用固涩之剂，岂不闭门留寇，流散无穷！"法当清热解毒，祛湿止泻，救必应为广西常见的草药，其味苦微涩，性寒，具有清热解毒、利湿之功，因其微涩，散中有收，为疫痢要药。李师曾于弟子言道："救必应，清热解毒，消肿止痛，祛风解暑，对于感冒风热、小儿发热亦有良效，亦具解表清里之功。合以葛根芩连汤，大增解肌之力，清中之气，故解肌表除，清中痢止，诚妙法也。"

7. 解毒草释说

唐代笔记小说《酉阳杂俎》有记载："建宁郡乌句山南五百里，生牧靡草，可以解毒。百卉方盛，乌多误食乌啄。中毒，必急飞牧靡山，啄牧靡以解。"意思是说建宁郡乌句山南五百里，生长一种"牧靡草"，这种草可以解毒，百草正茂盛，许多鸟雀都可能误吃毒草而中毒，鸟雀一旦中了毒，就一定紧急飞到牧靡山，啄食牧靡草来解毒。牧靡草，又称解毒草，又有别名粟米草。《全国中草药汇编》有道："清热解毒，利湿。主治腹痛泄泻，感冒咳嗽，中暑，皮肤热疹，目赤肿痛，疮疖肿毒，毒蛇咬伤，烧烫伤。"解毒草，顾名思义禀具清热解毒之功，味淡微涩，性平。李师认为："其解毒之功甚于甘草千百倍，用于各种中毒证型，清热不伤阴，且无偏性伤正之弊，实为缓和清泻解毒良药。"李师常用之治疗疫毒肝着，疗效非凡。

肝着，出自《金匮要略》："肝着，其人常欲蹈其胸上，先未苦时，但欲饮热，旋覆花汤主之。"是指因情志所伤或寒热失调导致肝经气血郁着而不行反注入肺而引起的一系列证候表现。常见于西医的神经官能症（包括癔症、梅核气等）、肋间神经痛、乙肝等病。乙肝是指乙肝病毒检测为阳性，病程超过半年或发病日期不明确而临床有慢性肝炎表现者，临床表现为乏力、畏食、恶心、腹胀、肝区疼痛等症状，属于中医肝着（疫毒）范畴。李师治疗疫毒肝着，常于辨证处方中加上一味解毒草，解乙肝病毒实有殊功。弟子问及李师："解毒草何以能解疫毒（乙肝病毒）？"李师言道："解毒草，能解百毒，非止单解乙肝疫毒。现代药理研究表明，解毒草提取物可降低肝毒素升高的丙氨酸氨基转移酶、天冬氨酸氨基转移酶，减轻肝脏病理损伤，正能解乙肝之病毒。"并告诫弟子："中医非止辨证这么简单，张仲景尚是辨某某病脉证治，而且把辨病放在辨脉证之前，可知辨病也具有重要的临证意义。吾临证之际，结合现代医药的发展成果，必病、证相合以辨，随症加减用药，圆机灵活，以平为期，疗效显著。"用法：须先煎 15 分钟，用量以 15 g 为宜。

现代医药学能借助高科技确定出准确的病名诊断，故我们为学中医之人，必要在传承上立足创新，借助西医诊断知识，为己所用，辨病辨证参合以用，高效地指导于临证实践当中。弟子心想："想必仲景先师也会鼓励我们择善为之吧！"

8. 䗪虫

在《神农本草经》里有这样一味中品之药，曰："䗪虫，主血瘀，症坚、寒热，破积聚。"所谓的"症坚""癥瘕""积聚",就是指身体里面的一些肿块、硬块,在西医看来大多就是我们常说的"肿瘤"。而这里的"蜚蠊"就是我们非常厌恶的甚至碰见就喊打的蟑螂!在我国西南地区民间流传有蟑螂可以辅助治疗癌肿的说法,流传上百年,现今很多患者仍将其作为重要辅助治疗手段。

蟑螂的种类繁多,蜚蠊科动物全世界已知约 44 属 525 种,我国记载有 10 属 39 种,到底哪一种才是中医里面药用的"蜚蠊"呢?在《本草纲目》中,"医圣"李时珍总结了历代本草学记载,并结合自身经验和调查研究后,对蜚蠊是这样描述的:"身似蚕蛾,腹背俱赤,两翅能飞。"对照现代昆虫学研究,我们发现"美洲大蠊"是唯一符合这一特征的蜚蠊科动物。也就是说,美洲大蠊就是历代本草学都有记载,可以消除"癥瘕积聚"的药物——蜚蠊。

李师临证运用的"康复新液"就是美洲大蠊的"化身",具有清热坚阴、通利血脉的功效。李师认为:"康复新液以蜚蠊作药,而蜚蠊之性善专攻,因其于污浊之间游行无碍,同气相求,故康复新液具有消散癌肿的功效,用于胃肠癌前病变或癌肿期的防治具有很好的疗效。且具有护膜和胃之功,用于热证无湿之滞,疗效尤佳。"

《纲目拾遗》有载:治疗疮,蟑螂大者七个,去头、足、壳,砂糖少许,同捣烂,敷疮四围,露出头。康复新液亦有清热、解毒、敛疮的功效,外涂可以作为疗疮、皮肤溃烂等病症的辅助治疗。康复新液含服口内,亦有疗口腔溃疡的功效。当然,美洲大蠊虽然是一味中药材,但美洲大蠊每天生活在阴暗肮脏的环境中,携带大量的病菌和病毒,如果随便抓来吃,可能引起一些严重的疾病。所以一定要遵从医嘱,切勿自捉取用!

9. 抗癌草药石上柏

石上柏,又名深绿卷柏、地侧柏、龙鳞草等等,为卷柏科卷柏属植物深绿卷柏的全草。分布于安徽、重庆、福建、广东、贵州、广西、湖南、海南、江西、四川、台湾、香港、云南、浙江等地。本品常卷曲缠结,灰绿色或黄绿色,梢柔软,茎干似龙骨,叶如龙鳞,以叶多、色灰绿者为佳。其气微,味甘淡,性寒凉,具有清热解毒、消肿抗癌、止血之功效,主治癌症、肺炎、急性扁桃体炎、眼结膜炎、乳腺炎等疾病。李师讲，捣烂外敷伤口具有清热解毒、消肿止血的功效，另外在中医辨证论治的基础上处方加味石上柏15~30 g用于治疗胃癌，鲜品须倍量，需先煎半小时，以去寒凉之性，常能收到很好的疗效！对于癌症的预防和复发，常用石上柏15~30 g，加瘦猪肉30~60 g或红枣数个，清水适量，煎煮至一碗左右，食疗内服，亦不失为一个好办法！

10. 李氏"三仙"

中医脾胃病证处方用药中常会见到一味药——"焦三仙"。其实，它不是一味药，而是三味药，即焦麦芽、焦山楂、焦神曲。为什么这三味药经常合用呢？这是因为这三味药均有较好的消积化滞功效，但又有各自不同的特点。焦麦芽有很好的消化淀粉类食物的作用，焦山楂善于治疗肉类或油腻过多所致的食滞，焦神曲则利于消化米面食物。三药合用，能明显地增强消化功能。因此，临床上医生常将三药合用，并称为"焦三仙"。

师弟曾问我："师兄呀，焦三仙既然有很好的消食导滞之效，用于脾胃虚弱不运、脾胃积食等证，自然效佳，而我跟师一年，李师虽用神曲、麦芽之类，然从未用山楂一味，师何以如此啊？"我笑言："你可观察到李师用曲麦之类时，或可有连嘱之药？""难道是布渣叶！"师弟惊讶道："布渣叶！不是咱广西的草药吗？没有什么奇特所在呀？！"师弟的疑惑让我想到了李师的教言，师曾于我说道："咱们广西多湿多热，然脾胃喜燥恶湿，正中恶候，故治病用药又与北方大有不同。焦三仙为脾胃积滞要药，而为师多以咱广西的草药布渣叶代替山楂，此三仙对于地方性脾胃病实有妙用啊。"当时我心想："北方多寒多燥，用药多以温法为主；南方多湿多热，用药多以清法为宜，布渣叶或合宜。"

布渣叶又名破布叶、烂布渣、火布麻、山茶叶等，为岭南习用草药，以椴树科植物破布叶的干燥叶入药，具有清热消滞、利湿退黄作用，主要用于感冒，湿热食滞之脘腹痛，食少泄泻，湿热黄疸。师说："布渣叶，味酸性平，味同山楂，具消肉食、祛湿积之功，有山楂之功而有过之之处。布渣叶有收湿祛湿的功效，山楂则无。"清代何克谏所著的岭南本草书籍《生草药性备要》中收载了破布叶，载："味酸，性平，无毒，解一切蛊胀，清黄气，消热毒。作茶饮，去食积。又名布渣。"

李师补充："布渣叶清热利湿，消食导滞，清不虑其过泄，酸涩不虑其滞，有收湿止泻之功。"自古以来，布渣叶在中国岭南地区的民间广泛应用，民间常用布渣叶煎茶作夏季饮料，有解渴、开胃作用，被美誉为"山茶叶"。李氏三仙，即"布渣叶、六神曲、麦芽"，不用炒焦，微炒即可，言其性轻质平，味香气和，善入脾经，三药合用，可大大增强消食导滞、醒脾开胃之功，且具健脾化湿之效，实为岭南脾胃湿滞要药。

11. 荔枝新解

北宋文豪苏东坡有名言：日啖荔枝三百颗，不辞长作岭南人。诗句虽为夸张，但也从侧面反映了人民对荔枝的喜爱。荔枝也曾博得杨贵妃的垂爱，有唐代诗人杜牧的"一骑红尘妃子笑，无人知是荔枝来"为证。

《本草纲目》载：荔枝有补脾益肝、生津止呃、消肿痛、镇咳养心等功效。但李时珍说："荔枝气味纯阳，其性微热。鲜者食多，即龈肿口痛也。"客家人更有"一颗荔枝三把火"之说，吃多了两个脸庞会火红。李师则不以为然，告弟子们，荔枝怎么吃才是关键！师讲："荔枝务使多食，多食则不至于热。"因师常居岭南，食荔颇有经验讲究，言："荔枝少食助阳，多食温阳；少食暖身，多食利尿。"何以助阳？中国传统文化有"同气相合"之说。同气相合犹如恋人谈恋爱，旨在稍稍适可，才有相感的情趣，过度则能焚身。荔枝性本温，温属阳，故少食则能引动人身阳气，阳气以运为健，引阳即是助阳，使阳气生发不断，这就不难解释为什么有的人吃了两三颗荔枝就上火了，原因在于其本身的阳气充足，少食助阳，且引动了阳气，阳气升腾于上则表现出一派火热之象。何以温阳？荔枝食多则阳气聚得多，阳气充盛不必引阳直须潜入下焦，温通脾肾之阳，肾阳的蒸腾，则膀胱气化有利，小便通畅，叶桂之言"温阳在于利小便"即是此理。小便能泻热，使热从小便而出，故荔枝尚能多食。李师又告：荔枝少食也无妨，因万物皆具相生相克，荔枝肉助阳助火，然而它的内皮白衣甘苦清火，凡食荔枝肉者，尚可咬其白衣或代泡茶饮，无热气之虞。

荔枝能够得到历代文人雅士厚爱不无道理，因为它不仅具有较高的营养价值，还具有较高的药用价值，有健脾生津、理气止痛之效，适用于身体虚弱、病后津液不足、胃寒疼痛、疝气疼痛等症。

12. 南有绞股蓝

素有"南方人参"之称的绞股蓝因其清甘微苦的性味而作为凉茶的一种深受两广地区人民的热爱，具有益气健脾、化痰止咳、清热解毒的功效。相传于明朝初期，庶草荒芜，民不聊生，朱棣为救民水火，考核可救饥饿的野生植物414种，证实其花实根干皮叶之可食者，分草、木、谷、果、菜五部，逐一绘图说明，取名《救荒本草》，以备荒年充饥之用，而绞股蓝首次被收入此书中。民间有句俚语"北有长白参，南有绞股蓝"，说明绞股蓝与人参功效相仿。李师临证用药经验：绞股蓝有清肺补肾、清虚热、益气力的功效，为清补之品，可通入下焦，对于慢性热病后期见肺肾阴虚或阴虚挟湿之证，用之甚佳。

13. 清香化湿的扁豆花

扁豆花，别称"南豆花"，主要分布于江苏、浙江、江西、福建、湖南、广东、海南、广西、云南等地。扁豆花性平、味甘淡、微香甜，具有健脾和中、解暑化湿、止泻、止带等功效。师说，岭南多湿热，扁豆花芳香化湿且能健脾和胃，此花又能化胶着痰湿，舌苔见黄白厚腻，用之有速效，所谓浅药治深病，轻可去实之意。

《黄帝内经》云：饮入于胃，游溢精气，上输于脾，脾气散精，上归于肺，通调水道，下输膀胱，水精四布，五经并行。可知肺能宣发不散水谷精微，宣发布散有常则水谷不滞，否则滞可生湿。又"治上焦如雾，非轻不举"，因心、肺入属上焦，所以治疗心肺之疾应当选用轻清用量稍少的中药，此所谓同气相求。扁豆花质软、体轻，气微香，味淡，能入肺助肺金之宣肃，如此宣发布散、通调水道的功效发挥正常，此花又能健脾化湿，一花而兼两功。此花发散之力强，除湿最是爽快！

扁豆花功效颇多，《岭南采药录》载此花："敷跌打伤，去瘀生新，消肿散青黑"；《本草图经》："主女子赤白带下，干末，米饮和服"，一味扁豆花，名曰"豆花散"，出自《世医得效方》，炒米煎煮，止妇女白崩实有良效；《本草纲目》载："作馄饨食，之泻痢。"李师告知："扁豆花以朵大、气香者为佳，分有粉红、黄白两种类"。

粉红者能入血分而宣散湿、瘀、滞；黄白者能入气分而调气散邪，治长夏泻痢尤良。根据病症选用种类，辨证施药。"

14. 祛风止痒的如意草

老师于2016年莫名得了鹅掌风，其双手掌从大鱼际至五指指端的皮肤均有不等的脱屑，掌肤变粗变厚，皮纹深宽，奇痒无比，失去了正常光泽和弹性。同行的医生有说，脾主四肢，这个病还得从脾胃论治啊！老师想，为何不试试广西的草药呢？老师家住五合校区，面朝邕江，北临五合山林，附近草药居多。一日，我和老师晚饭后散步，在路边发现一株野花，花色艳丽，气味芳香，花团由数十朵粉嫩的小花簇拥而成，甚是夺人眼球。老师说这是五色花，在广西农村很是常见，因花团有五种颜色的小花簇拥而成故得名，而只有一种颜色的小花簇集成的叫如意草，其实这两种草同属一类科目。

老师随手采折了些花草，告知我此花草煎汤外洗能治疗她的鹅掌风。转眼半载，老师的手也恢复了原来的光泽与弹性，我问老师："是怎么好的啊？"老师说："就是那时候我们采的花草啊！"我惊讶道："许多靠吃中药饮片或外洗治疗鹅掌风的患者都难愈的，你就靠这味花就治好了，真是神奇啊！"老师笑了："哈哈。用如意草的花草枝叶煎汤外洗，治疗风痒是极其有效的！我的老师曾告诉我识药的几句口诀'对枝对叶能调红，有刺有毛消风肿，方梗中空能祛风，藤花茎草效不同'，这味如意草长有下垂逆向的锐刺，说明能祛风止痒。另外它是对枝对叶而生的，可见亦有调经之能啊！煎汤外洗阴部或辨证配药，用来治疗妇女月经不调、白带异常等症均有效验。"

15. 鹿衔草——风湿久泻的神药

老师对我言：我们广西有一位已故中医大佬梁申教授，时人称其草药王。梁教授对于草药的运用可谓得心应手，观其一味"鹿衔草"，书载其味涩苦、性温平，入肝肾二经，具祛风除湿、补虚益肾、活血调经、止咳止血之效，主治肾虚腰痛、风湿痹痛、筋骨痿软、泄泻痢疾、新久咳嗽、外伤出血等病证。

《四川中药志》有言："鹿衔草，性温，味苦；强筋健骨，祛风除湿，补虚劳，止惊悸、盗汗。"李师据其性味归经，以意求之，其涩中有收，收中有行，可谓攻守兼备，推其用于久虚泻痢之虚实夹杂，实有建功！

中医走方中有一"神授五公散"：五倍子、蜈蚣，研末外敷，用治漏孔、诸疮眼久不敛者，痔疮验如神效！李师常言道："五倍子，涩性强，纯虚久痢有奇效；鹿衔草，温补苦泻，风湿久泄用如神。"此方可治疗风湿久泄经年不愈者，师门亦有"一味鹿衔草，功同神授散；内有鹿衔草，外有神授方"之言！然久泻多虚，风湿久泻多为虚实夹杂之候。

师说："医者意也，用药如用意，治有未效，必以意求。"因此，我们学药，要从其性味归经入手，推其药理功效，若能遵循古人探索药理之法，始能意入元微，理有洞解，然后用药无不验。肾虚咳喘，用之亦收效。子曰："士不可以不弘毅，任重而道远。"弘毅自强，传承创新，向老前辈们致敬！

16. 调和阴阳的夜交藤

夜交藤，又称首乌藤，是双子叶植物药蓼科植物何首乌的藤茎或带叶藤茎，在临床中也是极其常用的中药材。中医认为，夜交藤性平无毒，味甘微苦，归心、肝经，具有安神养血、祛风通络等功效，适用于阴虚血少、虚烦不眠、风湿痹痛、皮肤痒疹等症。凡藤类多有祛风通络之功，夜交藤也不例外。而在夜交藤的众多功效中，尤其是养血安神堪称一绝。细心的人会发现，夜交藤傍晚深夜时分，其藤有交合缠绕的现象，我们把这种现象称为阴阳和的状态，其藤相交，一藤为公（阳），一藤为母（阴），有如人类，夜晚安睡，阴阳相交。李师临证处方之中，每遇不寐之者，多以夜交藤上阵。

患者诉反复寐差1年余，然白日乏力嗜睡，四肢倦怠，舌淡红，苔白腻，脉弦细。正当李师加减用药时，弟子快意言道：加味夜交藤吧！见李师不应，反而取用远志，弟子急了，故恳切问之："师父，您平素喜用夜交藤，而今怎舍用了呢？"师父问弟子："这是什么证啊？""患者舌苔白腻，可见湿气很重啊。"弟子直言。师父说："这就对了！病者湿气为患，用远志安神因其有化痰湿之功，而夜交藤之安神以养血滋阴为主，用之湿气更甚。"弟子点头称是，又疑惑："既往如此，我曾观师父也运用此藤于湿气困阻之不寐，又是怎解？"师父莞尔笑言："夜交藤味甘苦，性平，有补肝肾、祛风湿、养血安神之功。为师用于阴虚血少之不寐随手奏效，然而不寐之源，不只此因，如果不博极医源，画地为牢不能变通，每以此藤用之亦无效验。藤类祛风湿，故湿气之因亦能选用；又此藤夜间有交合之象，盖能引阳入阴，使阴阳和合，或用于胆热痰扰、湿气困阻之不寐，是取其调和阴阳之功，有利无害啊！"

听罢，弟子内心赞叹，为医的法门，固须先明医药理路，理路弄清了，处判针药就会灵活，然而这一切都取决于医者观察天地万物的慧心，取象比类，才是中医最朴素的思维。《黄帝内经》云："（医者）上知天文，下知地理，中知人事。"即是至理名言。

17. 顽痰可从丹参论

向兄长志雄问询其跟随儿科名医"小儿王"王力宁学习心得，兄长毫无保留分享予我。王师治疗小儿风痰有一绝，一味丹参治痰立竿见影。王师说："一味丹参功同四物，（中医）众人悉知。而血不利则为水，水不利则为痰，吾用丹参治痰效显。"

方时，我感慨王师用药之精妙！乃半知半觉想到师父曾治一老者，老者行为怪异，若抚掌大笑，言出不伦，左顾右盼，手脚时抖。片刻后正性复明，深为懊悔。少顷，态状如故，舌质暗红，苔白厚腻，脉象弦细。师言："此癫证者，乃顽痰泛滥膈上，塞其道路，心为之碍，神明被扰也。"言罢，处以滚痰丸加味丹参 10 g、砂仁 6 g、木香 5 g。此三味为丹参饮变方而来，何以舍檀香取砂仁？故而我想起了李师之言："现今之檀香大多有名无实。而木香得天地之正气，能醒五脏气，正和气滞，颇能护胃，较之檀香实惠，有过之奇效。"《医宗金鉴》名方"木香流气饮"治一切气病，木香尚有流气之功，气流水行，水行痰化，丹溪之言"治痰先治气，气顺则痰消"即是明证。丹参饮正是治气之良方，气顺则痰消少，痰少降则正性复明。

当晚回到宿舍整理读书笔记，发现笔记有一载《血证论》曰："须知痰水之壅，由瘀血使然，但去瘀血，则痰水自消。"乃恍然大悟，丹参饮之功非我等愚人可测！吾浅见泉涌，窥探师父用药之意：治顽痰在于治气，时可收效，然而临床次第稀水之痰时，单纯治气反复难愈？一者脾胃气虚生痰，二者痰、水、瘀三位一体，相互转化，所以单纯治气难以收功。木香、砂仁醒脾和胃，李师曾言："大剂量丹参祛瘀为主，小剂量则以养血为先。"此案丹参执其两端以和中，合以滚痰丸，祛瘀不伤正，调气和胃，气顺血行则痰可自消。

世上无难事，只怕有心人！中医典籍就在那儿，"武功心法"就在那儿，就看你是否有心，是否能去参悟，为此可为中医。

18. 温经散寒、祛风通络的大风艾

艾草作为一种药食同源的物品几乎为人们所熟知，它有调经止血、安胎止崩、散寒除湿的功效，可用于治月经不调、经痛腹痛、流产、子宫出血、风湿性关节炎、头风、湿疹瘙痒等，除此之外，广西人还喜爱用鲜艾草掺和米粉做出鲜美的糍粑。糍粑味甘性温，具有补益脾肺之效。而在广西有一类独特的艾草——大风艾，鲜有人知！

大风艾，别名艾纳香、冰片艾，为菊科艾纳香属植物，为广西常见中草药。以根、嫩枝、叶入药，夏秋采收，鲜用或阴干。此艾辛、微苦，微温，有祛风消肿、活血散瘀的功效，内服可用于治感冒、风湿性关节炎、产后风痛、痛经，外用治跌打损伤、疮疖痈肿、湿疹、皮炎等疾病。此艾以"大风"命名，因其祛风散寒之功甚于一般艾草数倍，李师经验方："以大风艾数把，煎汤外洗，治妇人产后风病良。"风为百病之长，因产后妇女多虚，虚则风邪外入，风与瘀相搏，阻于经络，故而出现肢体或关节酸楚、疼痛、麻木，遂得产后风。大风艾能祛风消肿、温经散寒、活血散瘀，煎汤外洗，对于女性的产后风痛和痛经都有很好的治疗效果。

此外，大风艾数把加两面针少许煎汤外洗，对治疗蛇串疮（带状疱疹）具有一定的疗效。师弟问："蛇串疮证型多，如为肝胆湿热型，用此法亦可？"《黄帝内经》云："劳汗当风，寒薄为皶，郁乃痤。"师兄言："蛇串疮的本质在于中寒，然卫气行于肌肤被寒所遏，局部郁遏为热，故表现出一派热象，其实不然，确切地说应是本寒标热之证。"大风艾以温经散寒、祛风通络见长，用以外洗直趋病因，祛寒通络止痛，加少许两面针外洗，清热解毒以除标热，更有通络止痛之效。

名言"痒自风而来，止痒先祛风"，亦能指导临证，大风艾外用疗湿痒证，以

其能祛风。使用方法是把大风艾的新鲜叶子取下捣碎，直接敷在患处；也可以用干燥的大风艾加水煎制，然后用药液清洗患处，治疗效果也比较理想。

19. 效用毛冬青

毛冬青，味微苦、甘，性微寒，具有清热解毒、活血通脉的功效，在治疗心血管疾病方面占据了一定的地位。现代药理研究证明，毛冬青叶中不仅含有人体必需的多种氨基酸、维生素及锌、锰、铷等微量元素，还具有降血脂、增加冠状动脉血流量、增加心肌供血、抗动脉粥样硬化等作用，对心脑血管疾病患者的头晕、头痛、胸闷、乏力、失眠等症状均有较好的防治作用，因此备受中老年人的青睐。

但是谈起毛冬青，跟过李师的学生都会知晓老师不仅运用毛冬青治疗心血管疾病，还喜用毛冬青治疗口舌疮疾，疗效极好！在辨证论治疮疾的基础上随方加味毛冬青，可谓锦上添花！《广西中草药》载其："清热解毒、消肿止痛、利小便。"口舌疮多属心经之疾，因心开窍于舌，毛冬青能利小便，药势趋下，能使心经之热转从溲溺而出，泄热之中不失清解，消肿止痛，疮疾能愈！李师说："毛冬青之根有清热润肺、祛湿解毒之功效，可以用于治疗咽喉红肿热痛，风火牙痛；毛冬青之叶捣烂贴敷创面，又可治疗疮疾，外用治烧、烫伤、冻疮。所以冬青全身都是宝贝啊！"

20. 旋覆花之物性不二

旋覆花，又名金沸草、猫耳朵花，味辛、苦、咸，性温，具有消痰行水、降气止呕的功效。临证之中，李师喜爱并善用此花，于呃逆、嗳气、咳嗽等气逆证中旋覆奏效。

大二学年，我初读《药性赋》，赋有言："旋覆花明目治头风而消痰嗽壅。"方时，感慨此花药用之妙，一花而兼治头风、目睛、痰嗽诸疾，难能可贵，故牢牢背记。但是我每每运用药花疗此诸疾都是收效甚微！我请教老师，老师意味深长地说："你们平时看我运用旋覆花，就认为老师是在依症状用药啊？其实用药并不是见一症用一药，不是见嗳气、呃逆就用降气的方法，见咳嗽就用止咳的法子，这是粗工。我们要证、症、病、机合参，谨守阴阳气运之理，那么临证就可随拨随应了！"
弟子说："阴平阳秘，精神乃治，把握阴阳是中医的治病准则。阴偏衰阳亢盛，当
以益阴制阳；阳不足阴偏盛，当以扶阳消阴。那又该如何去把握气运呢？"李师
应允道："药草于大自然，得时节消息而生，得天气变化而长。所以我们要体察草
药的生长规律来推测药性及其升降出入气的运行。我们要像古人一样具备辨别物
性真知的能力。"

《本草崇原》有载："花名旋覆者，花圆而覆下也。草名金沸者，得水露之精，
清肺金之热沸也。"旋覆花开黄花白茸，盛于长夏秋伏之时，得土气厚、金气微
（少），由繁入简，金主肃降，盛长之时正是由平和中正的土气转入肃穆杀伐的金
气的节点，此时虽禀肺金之气稍少，然源泉不竭，正是少火生气，故旋覆花下气、
清肺之中亦有生生之机！李师喜爱用之，亦因此花下气而不伤气。临证治头风、
目睛、痰嗽、呃逆、嗳气，要抓住气逆、气实的病机，辨证准确，运用此花，下
气而生气，气下已而升，覆旋如环，气机调畅，功效显著！

祛湿有三法，即发汗、化瘀、利尿。运用辛温发散的中药使湿随汗出；血不
利则为水，运用活血化瘀的方法以绝宿主湿邪；治湿不利小便，非其治也，临证
祛湿，运用利尿的方法，湿邪尤易祛除。李师补充道："旋覆花还有下气利水的功
效，配合利尿的草药，祛湿尤速！"

21. 药食两用的鱼腥草

鱼腥草，原名蕺菜，又名折耳根、截儿根，客家话称之狗贴耳，是一种具有
腥臭味的草本植物，搓碎有鱼腥气，味微涩、辛，微寒，归肺经，具有清热解毒、
消痈排脓、利尿通淋之功效，主治肺痈吐脓、痰热喘咳等病症。历代医家运用鱼
腥草方药罕见，多施方随症加用之。《千金》言"素有脚气人食之，一生不愈"，《本
草纲目》云其有散热毒痈肿痔疮脱肛之功。鱼腥草的白根有节段，凡有节者具消
散排脓利湿之功，李师运用鱼腥草治疗咳喘痰多，痰黄或绿质黏稠等症疗效甚佳。
若有小儿风热咳嗽，师多告知此食用方法：鲜鱼腥草带白根捣烂加白糖及适量凉
开水，加盖浸泡半小时后喝水食草，或凉拌、煮粥、熬汤、炒菜、泡菜等。鱼腥
草实为一味治疗风热感冒咳嗽的安全有效的绿色药食。

22. 煲汤的点称根

2015年的暑假，我去同学家帮忙收割水稻，同学家在梧州藤县金鸡镇的某个沿江的山村，从镇上到村里路途遥远，山路崎岖，故坐船是必不可少的。那一日，我和同学等候许久未见船只而至，怕耽误归程，于是便决定沿江徒步。因处炎夏，几度休息几度赶路，火辣辣的太阳直逼得我们汗流浃背，口干舌燥，乏累厌日。突然，同学停下脚步，在山路边挖起了草根。我见状疑问，同学说这是生津止渴的草根，以前老人赶路，乏累中暑，口干舌燥，都是靠路边这根不起眼的植物。夏天用来煲汤，生津开胃，甚是鲜美！后来我才知道这就是李师临证常用的点称根！

点称根，又称天星木，为冬青科植物梅叶冬青的根，因其笔直的枝干上散布有白色星点，故名之。味苦、甘，凉，初入口嚼服微苦，久含之甘甜生津，具有清热解毒、生津止渴、疏解肝郁、散瘀消肿之功效。李师告言："点称根煲汤味甘鲜美，辨证施治加入汤药之中煎煮，具有纠药味的作用，使药味不至于下咽呕恶，清热生津而不伤阴，是一味甘平的中药。"

老师临证之中，尤喜用对药，以其能增效故也。点称根配银花藤，用于治疗乳蛾之咽喉红肿、咽喉不利等症；配山芝麻，治疗感冒高烧、扁桃体炎、咽喉炎、腮腺炎、麻疹等症；配木蝴蝶，治疗肝气郁结所致之梅核气、胁肋灼热胀痛等症；配玄参，治疗温热病之身热、烦渴、发斑、津伤便秘、瘰疬痰核、牙龈肿痛等症。

（四）验方集

1. 消疮散

消疮散是李师临证验方之一，用于治疗口舌疮疾，运用得宜，随手就可奏效。此方组成为：紫花地丁20 g，两面针15 g，醋延胡索10 g，毛冬青15 g，百部15 g，白芨10 g，毛知母10 g，生甘草6 g。

功效：养阴清热，消疮止痛。用法：每剂方药加水浸泡15分钟后，武火煮沸，改文火煎煮25分钟，煎煮两次取汁300 mL，早晚饭后各服1次，每日1剂，5天

为1疗程；或以此方打粉制散剂，上药混合均匀，敷疮疡溃面，每敷散剂 15~30 g
不等，每日一敷，3天为1疗程。

口舌疮疾（口疮、舌疮）属于西医学中口腔溃疡范畴，临床主要表现为口腔
及皮肤黏膜局限性溃疡。溃疡多呈圆形或椭圆形，溃疡部位疼痛难忍，部分有灼
热感，反复发作，久治难愈。本证是由于心肺胃肾有热，阴虚生内热，虚火灼伤
肌肉络脉发为本病。治宜养阴清热，消疮生肌止痛。方中以紫花地丁、两面针为
君药，清虚热，祛邪而不伤阴；以毛冬青、醋延胡索为臣药，通利血脉，血行则通，
痛症可除；佐以白芨生肌敛疮，百部开宣肺气，气调则固表有功，兼能散瘀消肿，
毛知母滋阴泻火；生甘草为佐使，具清热解毒、调和诸药之功效。诸药合用，清
热而不伤阴，开宣肺气而防凉遏太过，共奏清热养阴、消疮止痛、生肌敛疮之效。

李师言："此散治口舌疮疾，无论虚火还是实火，皆可建功，然脾虚便溏者、
舌苔厚腻者忌服。"加减运用：口腔灼热感明显者加连翘；口苦者加青蒿、葛根；
肾虚不纳，伏火上炎者加菟丝子、川牛膝、吴茱萸；心火独盛者加灯芯草、黄连；
胃阴虚者加石斛、玉竹；阴虚有汗者加牡丹皮、百合、浮小麦；手足心热者加地骨
皮；舌质有瘀者加花蕊石；气虚疮疡不溃者加黄芪、灵芝。

2. 甘露方

甘露方之名，契合"大旱逢甘霖，他乡遇故知"的情境，正如疾病与方药的
契合，病机与方证的圆融，达到了一种完美周全的状态。而甘露方并非指一方，
实指甘露消毒丹和甘露饮，二方主治均有湿热一证，而其中治法又蕴含着层次。

甘露消毒丹，出自《温热经纬》，由茵陈、黄芩、石菖蒲、木通、川贝、射干、
连翘、白豆蔻、藿香、薄荷等药组成，具有利湿化浊、清热解毒的功效，主治湿
温时疫、邪在气分、湿热并重者，证见发热倦怠、胸闷腹胀、腰肢酸痛、身目发黄、
咽喉肿痛、小便短赤、泄泻浊淋、舌脉为苔白或厚腻或干黄、脉濡数或滑，均可
裁方运用，为治湿热黏腻不去、湿浊毒邪留滞的主打方。老师运用此方，斟酌用
药价廉，改川贝为浙贝；改木蝴蝶为薄荷，以木蝴蝶疏肝散郁、利咽和胃，亦有
少少轻清发散之力；去黄芩、连翘、射干等苦寒之品，加用葛根，清热生津而不
伤阴，又虑苦寒滞气，气不行则湿难化，故加醋香附，行气化湿；车前草利尿之功

甚于木通，故木通改为车前草，增强利尿祛湿之力；若见于热象偏重，亦选白茅根，清热生津，利尿祛湿，使湿从小便而去。师说："怪病、杂病多从湿求。因湿性黏腻，易阻气机，气机不畅，百病诸生，数症亦起，所以在临床上见到症状杂乱不一的时候，不要随症加减，否则事倍功半，当审察病机，见湿热之象，即以清热祛湿为法，由繁入简，纲举目张。"

甘露饮，出自《太平惠民和剂局方》，由天冬、麦冬、生地、熟地、茵陈、枳壳、黄芩、枇杷叶、石斛、甘草等药组成，具有清热、化湿、滋阴之功。老师告："甘露饮乃是甘露消毒丹的善后之剂。"甘露消毒丹主治湿热并重之症，若湿邪浊毒黏滞不去，久滞郁热，湿热愈热，热而伤阴，此时投以此丹就是雪上加霜了。老师有言："祛湿则伤阴，滋阴则助湿，相互矛盾，最是难治。甘露饮祛湿不伤阴，滋阴不助湿，是为精明之治。"老师在此方的基础上加用白芍、赤芍，白芍养阴和血，赤芍凉血活血，动静相合，增强原方之功效。甘露饮主治胃中有热，牙宣口气，齿龈肿烂，咽喉肿痛，口舌生疮等本阴虚标湿实（舌质暗红或偏红，苔白或黄厚腻，脉象细数或濡或弦）之证，确有"一剂知，二剂已"之效。

湿热为患而阴分有余者，治之以甘露消毒丹，湿热已炽而阴伤者治之以甘露饮，乃为方脉之次第。

3. 藿朴夏苓汤

夏日暑湿为患，湿与热胶着体内，其人易感困闷乏力、头目不清、饮食无味等症，一派湿热之象；又今人暑夏贪凉，夜间开空调而卧，易感外寒，喜食冰冷，易致脾胃虚寒，如此种种，形成了夏暑外寒内湿、外寒内热、外寒内虚或外寒湿而内湿热的格局，老师运用藿朴夏苓汤加减治疗此类病证，随手奏效。藿朴夏苓汤出自《医原》，具解表化湿、宣通气机之功效，主治湿热病邪在气分而湿偏重者，这里的气分可以理解为暑湿挟寒由卫表入里的趋势，外有表证，内有湿热。

此汤加减的常用方药：广藿香 10 g，砂仁 5 g（后下），厚朴 10 g，姜半夏 10 g，苦杏仁 15 g，茯苓 15 g，车前草 15 g，泽泻 15 g，薏苡仁 30 g，牛蒡子 15 g，甘草 6 g。

方中藿香芳化宣透以疏表湿，使阳不内郁；藿香、砂仁、厚朴芳香化湿；厚朴、半夏燥湿运脾，使脾能运化水湿，不为湿邪所困。再用杏仁开宣肺气于上，使肺气宣降，水道通调；茯苓、车前草、泽泻、薏苡仁淡渗利湿于下，使水道畅通，则湿有去路；牛蒡子宣肺疏风，透风于热外，热不与湿合，湿必孤也，尤易祛之；甘草清解湿热，调和诸药。全方用药兼顾到了上、中、下三焦，且内外兼治，以燥湿芳化为主，开宣肺气，淡渗利湿为辅，外疏风寒内透邪热，下利湿浊。

老师尊古"治湿不利小便非其治也"之言，舍原方之猪苓，改用车前草，一者车前草甘寒利湿，通利小便，祛湿之力数倍于猪苓；二者以猪苓药用之贵，而车前草之价廉，老师常告诫学生："治病不易，用药在效果得到保证的前提下，用廉、用俭、用简，为患者着想。"白豆蔻、砂仁均是芳香醒脾化湿之品，砂仁能醒五脏之气，通行一切气滞，气行则湿行，白豆蔻为砂仁易，效果有如神助！

4. 清宣汤

牙宣，多因胃经积热与风寒之邪相搏，热不得宣，邪欲行而又止，致龈肉日渐腐颓，久而宣露其根。相当于西医所说的慢性牙周炎，证见牙龈先肿、龈肉日渐萎缩、牙根宣露，或齿缝中常出血液和脓液，以致食不下，忧虑忡忡。在历代医书中有齿龈宣露、齿牙根摇、齿间出血、齿挺、食床等病名，牙宣又以胃热炽盛、肾阴亏虚、气血不足等证居多，李师尊古统今，岭南气候湿热之性多伤阴伤血，牙宣之中尤以肺胃肾之气阴两虚多见，临证处方多以"清宣汤"上阵救急，疗效甚佳。

清宣汤由太子参 15 g、五味子 10 g、麦冬 15 g、丹皮 10 g、仙鹤草 15 g、藕节 15 g、山萸肉 15 g、北沙参 15 g、生甘草 6 g 组成，功善益气养阴、补虚固齿、清热消肿，用于主治牙齿松动、咀嚼无力或微痛、牙龈溃烂萎缩、齿根宣露等病症。服用方法，每日 1 剂，每剂分 2 次水煎，浓煎取 150 mL，分 2 次饭后温服。治疗牙宣，此方另有含漱汤药的方法，李师言："牙宣病位多在牙龈，服药务必慢慢频服，抑或含漱汤药多次，使之充分接触牙龈，而后饮下。"

《医宗金鉴·外科心法要诀》曰："牙龈宣肿，龈肉日渐腐颓，久则削缩，以致齿牙宣露。"清宣汤，顾名思义，为清齿牙宣露之意，清虚热，补气阴，益肾精，则齿固宣消。方中以生脉散三药为君，益气养阴，清退虚热；臣以牡丹皮清透虚热，北沙参补肺之气阴，山萸肉益精固齿，三药合用，清补并举，且助君药补气养阴退虚热；佐用仙鹤草补虚止血，藕节散瘀消肿，二药合用，补虚收涩之力强；生甘草为佐使药，既能清虚热又可调和诸药。全方共奏清热养阴、益气补虚之功效。

李师根据临证用药经验，总结出清宣汤加减用药的方法：阴虚挟湿热，舌红苔黄厚腻，脉濡者，加茵陈、蒲公英；胃火炽盛之牙龈红肿热痛，牙龈出血者，加小蓟、花蕊石；气血不足之牙龈松动，出血色淡白者，加炙黄芪、桑葚子；肾虚不固，小便频数者，加盐益智、地黄。

弟子问师："肾虚不固，用生地好还是熟地好呢？"李师答道："具体问题具体分析。肾虚亦分为二，一者阳虚，二者阴虚，阳虚多用熟地黄，阴虚则选生地黄。"

5. 敛肝饮

调营敛肝饮为李师临证常用方之一。调营敛肝饮出自《医醇剩义》，原文言明："肝主藏血，故为血海。操烦太过，营血大亏，虚气无归，横逆胀痛，调营敛肝饮主之。"李师参原文之义，有所发挥，认为此方病机有二：一者，因肝为罴极之本，操劳太过，暗耗阴血，尤以伤肝阴为主，故此方有补阴血、敛肝阴之效；二者，方中虽有养血而无补气之药，但因血为气母，母体充腴则能生子，故此方有补气行血之功。师常用药方如下：当归身 15 g，白芍 20 g，川芎 10 g，枸杞 15 g，五味子 10 g，陈皮 6 g，酸枣仁 15 g，木香 5 g（后下），阿胶 15 g（冲），砂仁 6 g（打），茯苓 15 g。

原方中有生姜、大枣，无砂仁。李师认为"百病参入调气之法，事半功倍"，因气机升降出入以清灵为运，而姜枣温燥固中，易阻气机，故舍姜枣，加砂仁。方中四物用归身、白芍、川芎、阿胶，不用熟地而用阿胶，取阿胶清补，去熟地滋腻；枸杞、酸枣仁、五味子，酸甘化阴，敛补肝阴；人卧时血归于肝，血虚无归则肝魂不宁，故以茯苓安神助眠；陈皮理气和胃，砂仁、木香行气调中，相须为用。诸药合用，补而不滞，润而不腻，通而不破，温而不燥。

李师运用此方于肝病及胃病之中，实有效验。一肝硬化中年患者，自诉胁肋反复刺痛半年余，伴有胀痛，乏力气短，舌暗有瘀斑，苔少而不润，脉弦细。前医投鳖甲煎丸，似无甚效果，李师告诫："瘀有虚实，瘀呈斑块状，色淡暗多属虚，瘀呈点刺状，色深暗多属实。"此案瘀斑为虚，调营敛肝饮补虚活血，疗肝虚作痛，正合此证，又参入软坚散结之品，循反往复加减。治疗1年左右后，患者复查，肝硬化有逆转趋势，患者大喜，遂来相告。气滞血瘀之胃痛有失笑散、血府逐瘀汤等方，而气虚血瘀之胃痛，古来医家尚未能有一方概而施治。肝体阴用阳，肝阴亏虚，阴不维阳，致肝阳亢盛，侮而乘脾，脾胃必弱，调营敛肝饮有补气行血、活血祛瘀之功，故疗气虚血瘀之胃痛，实有效验。

6. 筒骨莲藕汤

筒骨莲藕汤是李师家常药膳，由鲜莲藕、筒骨制成，具有养阴滋润之功效，适用于温热病愈的后期，表现为气阴两虚见颧骨潮红，午后发热，口干口渴，牙龈疼痛或出血，食欲不振，少气乏力，大便或溏或结，热毒下血等病症。又如一些高烧耗伤阴津的病患，以及欲点滴"生脉"补充能量者，此药膳尤适宜，以药补不如食补。

莲藕味甘，补虚润肺，强筋活络，藕节味甘涩，能解热毒，收浮固本之功；《圣惠方》有"藕汁蜜和服，治时气烦渴"之载；筒骨味咸质润，血肉有情之品，滋阴润燥，配与藕节、莲藕，有补血益肾之功。

7. 章鱼木瓜汤

缺乳，是指产后乳汁甚少或乳汁全无，又称产后乳汁不行。缺乳缘由患者素体虚弱，产时失血耗气，产生气血津液生化不足，乳汁生成无源，或素体抑郁，产时不顺，产后肝失条达，气机不畅，经脉滞涩，阻碍乳汁运行等引起。章鱼木瓜汤是治疗缺乳的药膳，由小章鱼、番（青）木瓜二味主药组成，治疗产后因脾胃虚弱而气血乏源或肝失条达所致的乳汁运行受阻均有较好的疗效。章鱼通络走乳之力甚强，且有补益之功，其味甘咸、归肝肾经，能养血通乳、软坚散结；青木瓜味酸，归肝、肺、肾、脾经，具平肝和胃、祛湿舒筋之功，《本草衍义》言其"得木之正，故入筋。此物入肝，故益筋与血"，李师言"木瓜青皮多白色乳汁，能补脾益肺，聚类比象，以此白乳通人乳"，其疏肝舒筋之中不忘补益。二物配合，通补兼行，不失为一剂通乳药食方。若患者肝郁脾虚，脾胃虚弱，可加白术 10 g、白芍 10 g、麦芽 35 g，以疏肝健脾，补益脾胃；气血亏虚者，加鸡血藤 10 g，以养血通络；气滞郁结，乳络不通者，加丝瓜络 10 g、路路通 6 g 之类，以通络催乳。

附用法用量：煎汤内服，鲜章鱼 150 g 左右，青木瓜大者一个（削皮后，皮与肉同与章鱼煎），武火煮开，改文火煎煮 15 分钟即可，喝汤品肉。

8. 调营消风饮

调营消风饮为李师验方之一，方由黄芪 30 g，当归 10 g，鸡血藤 15 g，生地黄、熟地黄各 10 g，天冬 10 g，麦冬 10 g，赤芍 10 g，白芍 10 g，夜交藤 15 g，防风 10 g，刺蒺藜 15 g，苦参 8 g 组成，用于治疗血虚风燥或阴虚生风之瘙痒证，疗效显著。本方具补气生血、调营熄风之功，李师有言："此方对血虚风燥证见风团瘙痒，肌热面赤，烦渴欲饮，脉弦大而虚，重按无力，实有建功。亦治妇人经期、产后血虚发热头痛；或治血虚或阴虚生风见手足抽搐等症。"

本方证为劳倦内伤，血虚气弱，无以御邪所致。血虚气弱，营分空虚，虚而生风，痒自风来，故风团瘙痒；营阴不足，血虚阳浮，故肌热面赤、烦渴引饮；脉弦大而虚、重按无力，是血虚气弱、阳气浮越之象，是血虚风燥的辨证关键。治宜补气生血，使气旺血生，风燥自止。方中重用黄芪为君，黄芪补气而专固肌表；燥者濡之，臣以当归、血藤之类，取"有形之血不能速生，无形之气所当急固"之理，补气生血，使血化有源；又有形之血生于无形之气，故用黄芪大补脾肺之气，以资化源，使气旺血生；熟地黄补血且疗虚损，生地黄宣血更医虚痒，佐以二地以宣血和营，营调卫和，风燥可祛；天冬补血润而润心肝，麦冬清心解烦而除肺热，佐以二冬以养阴调营，营分充足，退热尤良；赤芍入血亦解烦热，白芍补虚而生新血，二芍相配，补而不滞，烦热可除；夜交藤强化五脏，使正气存内，风邪不干，又止痒先疏风，故以二藤为使，走表搜风，疏风止痒；防风配蒺藜，祛风止痒尤良；为防滋阴助湿，佐用苦参燥湿止痒。本方补气、养血、祛风三法兼备，标本兼治，寓补气于生血之先，养血于疏散之中，共奏调营消风、养血止痒之功，并有清热不伤阴、滋阴不助湿之效。

李师常告诫弟子："许多血虚风燥瘙痒病证，都会伴随风团发热，烦渴欲饮之症，然而会伴随入夜而有所减轻或消失，此症切不可以实热论治，当以血虚阳浮发热施治，否则贻害无穷啊。"弟子疑问："入夜症减，何以明之？"师言："血弱气尽，则腠理开，阴不维阳，故有发热烦渴之症。营卫运行，如环无端，夜半子时而合阴，又入夜营阴渐盛，尚可维系浮阳，因此发热烦渴等症有所减轻。""中医是一门天人合一的学问，我们治病处方也好，还是学习领悟也罢，都不能离开大自然变化的规律而去独立思考，要想学好中医，必要处处留心，处处留心皆学问。"

（五）验案集

1. 脾主卫外，汗漏自止

《易经》曰："天行健君子以自强不息。"言君子应该像天宇一样运行不息，即使颠沛流离，也不屈不挠。换言之，少年的自强不息更是关乎一个国家的兴衰更替，少年健则国强，自健以增强国家软实力，自强以保卫国土。李师认为，五脏之脾，如少年有这份自强不息的干劲，因脾主运化水谷精微，运化有常，精微才能输布全身，则机体功能才可发挥有序，脾以健为运犹有君子、少年之自强不息、保卫国家的赤子之心，故"脾有卫外之功"。《灵枢·五癃津液别论》曰："五藏六府，心为之主，……脾为之卫。"更是点明了"脾主为卫"包含了保卫机体、抗邪防病之意。脾主卫外失调，虚邪贼风趁机而入，发展为一派表证病象，亦可有之。

2016年7月的一天，弟子随师侍诊，来一中年妇女，据了解为"老胃病"患者，诉8天前无明显诱因出现汗漏不止，怕冷，咽痒，鼻塞，乏力，倦怠，少气懒言，纳谷不香，夜寐欠佳，无咳嗽咳痰，二便调，舌质淡，舌苔白，脉细。一番辨证，师诊断为汗证（肺脾气虚），方拟黄芪桂枝五物汤加减，处方：炙黄芪30 g，桂枝10 g，白芍15 g，炙甘草10 g，姜黄10 g，益智仁15 g，木蝴蝶10 g，煅牡蛎25 g，5剂，每日1剂，水煎取400 mL，分早晚两次温服。

患者复诊，言汗出好转，纳食增加，气力大增。效不更方，守上方处以10剂调治，以期痊愈。李师讲："黄芪桂枝五物汤加减变化药量合宜，打破了经方疗血痹的深见，更有补脾和中的效果。"方中黄芪大补肺气；桂枝合白芍调和营卫；木蝴蝶利咽和胃；益智仁功具温脾固气之功，非止脾虚多涎一症，更疗脾虚多汗之一端；气主固摄，姜黄辛温，益火生气，又气生化则津液输布有常，汗证可止；煅牡蛎涩以敛汗；炙甘草固中补脾，调和诸药。诸药合用，甘以补脾，脾健则卫外有功；辛温生气，脾气得健，散精于肺，肺通调水道，下输膀胱，水精四布，五经并行，津行有序，则汗自止。

李师强调：脾主卫外有常的关键在于脾得健运，脾以升清为健，以喜燥恶湿为健。

2. 柴胡、白芍的解咳之功

2016 年 4 月 30 日的清晨，弟子跟李师临证抄方。

患者，男，32 岁。诉反复咳嗽 12 年余，加重 1 月余，前医投以补肺汤、止嗽散未有见效，刻下证见：每年春天及白昼咳嗽明显，咽痒，胸闷，气短气喘，纳寐尚可，二便调。观其脉证：舌质暗红，苔中根部略白，脉细，面色神情亢奋。李师辨证：咳嗽（肺肾气阴两虚），然仍投以止嗽散加减治疗。弟子疑惑问道："师父，前医早已投止嗽散之剂未有效验，又咳嗽多年其为多虚，当以补法为宜啊！师辨证不也是气阴两虚嘛，怎可又投以止嗽散呢？"沉默刻下，李师说："你已跟我两年有余，可曾留意为师为医用药心法？"弟子嘀语："师父，您是方证医学的大家，您处判针药自然是依法而循，有理可依呀！"李师莞尔笑言："有一机用一方，有一症用一药，观其脉证，知犯何逆，随证治之，即是心法。老师非仅用止嗽散，而是取其之意。"弟子心想：老庄的道法自然也不正是如此嘛。而止嗽散之意又是如何呢？李师又言："止嗽之意，温润和平，不寒不热，既无攻击过当之虞，大有启门驱贼之势。此法对于新久咳嗽，咯痰不爽者，加减运用得宜，均可获效。"言罢，弟子抄方如下：陈皮 6 g，百部 15 g，木蝴蝶 10 g，黄芩 15 g，柴胡 6 g，苦杏仁 15 g，浙贝 15 g，白芍 15 g，僵蚕 15 g，太子参 15 g，厚朴 10 g，天冬 15 g，五味子 15 g，菟丝子 15 g。

方中百部为君，味苦，入肺经，其性温而不热，润而不腻，疏风止咳；《黄帝内经》云："咳，此皆聚于胃关乎肺"；木蝴蝶疏肝和胃，且有散风利咽之功，浙贝护胃止咳，两药合而为臣，增强止咳之效；黄芩、苦杏一升一降，以复肺之宣肃，又有咳喘，故加之厚朴、杏子，四药为臣中之中流砥柱；久咳已入肺络，络路不通而咳甚，故以僵蚕通络涤痰止咳；太子参辅君重臣，清补肺胃之气，五味子辅臣之佐，酸甘可敛久咳已伤之阴；天冬润肺滋肾阴，菟丝子平调肾中阴阳，二药佐用，纳肾气，收逆气，清肃降，止咳嗽；咳无以不因气机逆乱所由来也，故佐以陈皮，理气运机，机发咳止。

然而，用柴胡、白芍又是何意？众所周知，柴胡配白芍为临床常用药对，分析古今临床应用，其主要功效为疏表达邪、疏肝解郁、疏调气血、升阳散火。弟子疑惑："李师用药，法妙精微，而此药对何以用之解咳之方？"故恳切问之。李师引导道："你是否留意此患发病的规律？"弟子直言："不是春天及白昼咳嗽尤显？！"李师看了看弟子，意味深长地言道："肝胆应春生发之气，肺主气，又昼为阳，气为阳，气虚则升发无力，致春气不舒则木郁，木郁而作咳，此证也称木（肝）郁金（肺）咳，柴胡配白芍有疏肝解郁之功，故以此药对疏肝以开郁，开郁遂解咳。"听闻此理，弟子为心一动，感慨李师道术精微，取象天地之慧心。

《本经》有柴胡能"推陈致新"之说，芍药之用则以扶助正气为主，并能增强柴胡疏透宣达之力，两者相伍，一散一合，一泻一补，一气一血，相得益彰，其用也广。柴胡、白芍的解咳之功真是妙哉，妙哉！

3. 沉寒之痹痛，温透如抽丝

患者杨某，男，31岁。2017年3月11日初诊，诉反复四肢麻痛1年余，于当地医院住院治疗，诊断为"椎－基底动脉供血不足"，服药（具体不详）后效果不佳，因症状加重，故来门诊。证见：四肢麻痛，如有蚂蚁在皮肤中爬行，如有蚂蚁咬痛感，午后明显，遇冷尤甚，胸部胀闷，肩背拘紧疼痛，纳寐可，二便调，舌暗红，苔白厚，脉弦细。

此案乃是痛痹，证属寒凝血瘀，处方身痛逐瘀汤加减治疗7剂，处方：秦艽15 g，羌活15 g，桃仁15 g，红花10 g，川芎10 g，归尾15 g，白芍15 g，川牛膝15 g，香附15 g，甘草6 g，醋延胡10 g，两面针15 g，地龙15 g，桂枝尖15 g，桑枝15 g，木瓜15 g，姜黄15 g，丝瓜络15 g，粉葛15 g。

2017年4月22日二诊，诉上症好转，四肢麻痛较前减轻，怕冷怕风，肩背拘紧疼痛感消失，余无不适，舌暗红，苔白，脉弦细。守方加减治疗15剂，处方：秦艽15g，羌活20g，红花10g，当归尾20g，白芍15g，甘草6g，两面针15g，艾叶15g，姜黄15g，桑寄生15g，补骨脂15g，狗脊15g，仙灵脾15g，路路通15g，海桐皮15g，乌梢蛇10g，防风10g，黄芪30g，细辛15g（先煎1小时）。

2017年5月6日三诊，患者大喜，心情甚好，一进诊室顾不上递病历，立马坐于老师一旁，伸出手欣喜道："李医生，您再帮我看看，我好很多啦，感觉是一下子好了！"证见：双上肢麻痛感消失，下肢麻痛感减轻，服药期间自觉有一股冷感从骨头里发散而出，纳寐可，二便调，舌淡红，苔薄黄，脉细。师守方加减治疗7剂，方药如下：秦艽15g，羌活20g，红花10g，当归尾20g，白芍15g，甘草6g，两面针15g，知母10g，桑寄生15g，补骨脂15g，乌梢蛇10g，黄芪30g，路路通15g，木瓜15g，防风10g，细辛15g（先煎1小时）。

学生随访，患者告知：身痛已除，身无不适，病去如抽丝，大赞老师。身痛逐瘀汤出自《医林改错》，医籍记载："凡肩痛、臂痛、腰疼、腿疼，或周身疼痛，总名曰痹症。"李师认为，此汤名实相符，随症加减用药，可治诸痛。如沉寒痼疾，法宜温散宣通，可加仙灵脾、补骨脂、烫狗脊、细辛（师言：细辛祛表里寒邪之功具，止风寒湿痹良）、路路通等药；如瘀血阻络，法宜活血通瘀，通则不痛，随方加赤芍、丹参、两面针、了刁竹等祛瘀止痛之品；久病必入络，不妨加入虫药以搜风、通络、透邪，如乌梢蛇、全蝎、蜈蚣、地龙等品；湿邪为患，当祛湿通络止痛，如牛膝、木瓜、桑枝、蚕沙等药；风邪为患，当以祛风御风为法，可合方玉屏风散。痹证总乎风寒湿三气，若能遵照上法，辨证论治，病机选方，随症用药，那么治疗痹证就不在话下了！

4. 聪明益气汤治疗耳鸣之脾虚湿困

患者，女，60岁，江西人，其女定居南宁，因听闻李师治疗耳鸣疗效甚佳，故接母亲来邕诊病。2017年4月8日初诊，患者诉于5年前无明显诱因出现耳鸣，其余症状一概忘记，期间曾多次去医院检查治疗，耳鼻喉专科检查未见问题，拍片知颈椎无压迫神经等问题，患者抱怨："该检查的都检查了，就是查不出问题来，吃了中药也不见好，该怎么办啊？"

李师四诊合参，刻下见：双耳鸣响如蛙鼓，闷闷作响，时有耳痛，头晕如蒙，手指麻木，劳累时双手出现水肿，大便溏烂，夹有不消化之物，日解3~5次，伴有腹痛，小便尚调，纳寐尚可，舌暗淡，质老，苔白厚，脉细。诊断：耳鸣，证属脾虚湿困，方拟益气聪明汤加减5剂，处方：黄芪30g，蔓荆子15g，黄柏10g，粉葛15g，白芍15g，升麻3g，太子参15g，甘草6g，红花10g，川芎10g，苍耳子15g，石菖蒲10g，建曲15g。

2017年4月13日二诊。诉服第二剂中药后，自觉耳窍略痒，服第四剂后痒感消失，耳鸣减轻，头身轻松，不见手麻，大便稀粥样，日解2~3次。舌暗淡，苔白，脉细。师言："前方已见和平，仍守前意。"学生问："耳痒是何主因？"师答："五脏皆禀气于胃，五脏主五窍，肾主耳窍，诸窍且靠脾胃所化生的精微濡养使之清明，今脾胃虚弱，水湿内停，脾气散水湿于耳窍故耳鸣，患者服药后出现耳痒乃是湿去之证。"说罢，李师处方7剂，减红花、川芎，加沙苑子15g，刺蒺藜10g。方中太子参、黄芪补气健脾；粉葛、蔓荆子、升麻清轻升发，鼓舞胃气，注精微于耳窍以为充养；白芍敛阴血；黄柏利水湿；以心亦寄窍于耳，故用红花、川芎活血通窍，此为李师药对，兼用能引药入窍，通利止鸣；苍耳子祛风湿且通耳窍，《神农本草经》言其"久服益气，耳目聪明"；石菖蒲补五脏，通九窍，明耳目；建曲健脾化湿；甘草调和诸药；全方益气升阳，健脾利湿，聪耳明目。今二诊去之红花、川芎，以服上方后脾胃稍健，清气自能充耳故去之，加味沙苑子、刺蒺藜以平肝滋肾，肾足精盈则能濡养耳窍。

2017年4月20日三诊。诸证好转，耳窍清，无鸣响，二便调，头目清利，舌质暗红，苔薄白，脉细。效不更方，继守方15剂，以健脾益气，聪耳宁静。

5. 痤疮证治，透热转气与引热下行

痤疮是一种毛囊、皮脂腺的慢性炎症性皮肤病。中医文献中称为肺风粉刺、粉刺、面疮、酒刺等，俗称青春疙瘩、青春痘。本病特征是粉刺、丘疹、脓疱等皮疹多发生于颜面、前胸、后背等处，而以颜面尤多。时医治疗此症，多有疗时漫长、反复难愈的现象。弟子跟师抄方，见李师治愈痤疮，感慨有覆杯而愈的神效。

患者，女，时年33，自叹因8天前嗜食羊肉，而突发颜面鲜红色斑疹，两颊

部有小脓包，伴有瘙痒发热，夜间明显，小便黄，纳食可，寐不安，大便调。查其舌脉：舌质红，苔厚微黄，脉沉细数。师说：此痤疮，乃由邪热内传，耗伤营阴，营血淖浊，发为面疮。言罢，处方清营汤加减 2 剂，处方：水牛角 20 g、生地 15 g、玄参 15 g、麦冬 15 g、牡丹皮 10 g、扁豆花 13 g、白芍 45 g、白术 35 g、茯神 30 g、紫草 15 g、土荆皮 13 g、醋香附 15 g。弟子心想："患者只有颜面布满斑疹，病位在头首，师何不引用升阳引经之药抑或清上防风汤直达病所呢？"故好奇问之。李师道："万万不可！病患此证之热，缘由其素体阴虚，加之羊肉之热耗伤阴血，阴血亏虚则虚火内生，火性炎上，故独发面部，如用升阳引经之药则面疮尤发尤显，如用清上防风汤因直折火势而致阴愈虚，故法宜养阴生津，或引热下行，或透热转气，使热势下归元府、透发于外，外发与下行相和，面疮可消，其功自倍。"师又道：清营汤有清热解毒、养阴生津之功，清热而不伤阴，且能透热转气，使入营之邪透出气分而解，方中犀牛角用水牛角代之，亦有引热下行之势。遵《素问·至真要大论》"热淫于内，治以咸寒，佐以甘苦"之旨，治宜咸寒清营解毒为主，辅以透热养阴。方中水牛角咸寒，引热下行，清解热邪；生地黄凉血滋阴，麦冬清热养阴生津，玄参滋阴降火解毒，三药共用，养阴保津，清营凉血；牡丹皮清透虚热；前贤有言"舌黄厚，不惟热重，湿亦重矣，湿重忌柔润药"，故以扁豆花散湿邪郁热，防参麦柔润太过；又重用白芍、白术以健脾益气，润肠通便，热随粪出，亦是引热下行之意；茯神宁心安神；紫草清热凉血消斑；土荆皮祛湿散风止痒；醋香附行气理气，以防诸药凉遏太过，阻滞气机。全方清热养阴，透热转气，引热下行，热势消退，面疮可愈。

2 日后，患者复诊，观其颜面之斑疹已消退大半，瘙痒已无，遂守上方减土荆皮而加味川牛膝 15 g，处方 7 剂。虚阳上浮，加以一味川牛膝利尿通淋，引热下行。

尔后未见患者复诊，应痊愈。

6. 大定风珠与阴虚便秘

大定风珠出自《温病条辨》，是一剂治疗阴虚风动的效方。原文说"热邪久羁，吸烁真阴，或因误表，或因误攻，神倦瘛疭，脉气虚弱，舌绛苔少，时时欲脱者，大定风珠主之"，可见本方是一主治阴虚中风的方，真阴大亏，虚风内动，而李师用之以治便秘之阴虚证，似乎大方小用，又有不和契机之疑，阴虚便秘自有增液汤滋阴增液、润肠通便，而大定风珠所用之药大都是以滋补肾阴为主，且滋补之中收敛之力亦强，以主方疗中风欲脱之证。学生疑惑："用于阴虚便秘，方证似和，但是既滋补又收敛，便秘何以祛除？"

患者，男，78岁，诉大便干结反复2年余，观其形体消瘦，两颧潮红，大便干结，4~6日一解，解时量少，头晕耳鸣，腰膝酸软，舌绛红，苔少，脉细数。望诊有一点奇怪的是，老人的鼻尖、鼻唇沟的中线不与上嘴唇的中点相和，老师说这是中风的先兆，当以滋阴熄风为先。处方6剂，如下：白芍40 g，阿胶10 g（烊化），生地黄20 g，火麻仁15 g，鸡子黄1个，麦门冬15 g，熟地黄20 g，生牡蛎25 g（先煎）。

方中白芍、地黄、麦冬、阿胶、麻仁，取加减复脉汤之意，以甘润存阴，生、熟地黄兼用，是以加强滋阴之功；生牡蛎滋阴潜阳，鸡子黄为血肉有情之品，可以滋阴液、熄风阳；全方共奏滋阴熄风之功。李师言："方中不见一味通便之药，而以熄风建功，是以风主升，风性向上易携燥屎祛向上而不易攻除，风熄则燥屎自然趋性向下，此时建议滋阴润肠则便秘尤易治愈，事半功倍！"学生豁然开朗，原来收的是风动，滋的是阴液，风熄则燥屎趋下，液足则润滑燥屎，风动之兆，阴虚便秘，不是不攻自破了？尔后，患者复诊，诸证好转！

7. 当归六黄汤的缩泉之功

当归六黄汤是金元四大家之一的李东垣创制的一首名方，载于其所著的《兰室秘藏》一书中，称它为"治盗汗之圣药"，主治阴虚火旺所致的盗汗。组成：当归、生地黄、熟地黄、黄连、黄芩、黄柏、黄芪共七味药，滋阴泻火，固表止汗。师父曾教识弟子："当归六黄汤不仅为疗火炎汗出的妙方，而且也是缩尿固精的奇方。"

李师治一9岁患者，父诉患者自出生以来，渴喜冷饮，且以清冷井水居多，尿频数、量且多、色时清时黄（上症已达8年之久），纳少，寐可，大便溏结不调。时医诊为尿崩症，然多番用药未能见效。李师查其舌脉，舌质偏红，苔中根部黄厚，脉象濡数。李师道："此病为消渴，证属湿热下注，阴虚不足，患者小便数多，因知水为真液所化，精液同源，故有漏精之疑，当以当归六黄汤清泻湿热，固精缩尿。"言罢，处方：当归15g，生地黄15g，熟地黄15g，黄柏15g，黄连10g，知母10g，天花粉10g，葛根15g，金樱子15g，覆盆子15g，甘草梢6g。

方中当归养血增液，血充则热可制，生地黄、熟地黄入肝肾而滋肾阴，三药合用，使阴血充则水能制火，共为君药；小便数多因于水不济火，火热熏蒸，湿热下注，故臣以黄连清泻心火，知母、黄柏泻火除湿，清热坚阴。君臣相合，热清则火不内扰，阴坚则水不外泄。口渴因湿热暗耗阴液，口舌失润，故臣以天花粉、葛根清热生津，升阳布润；金樱子、覆盆子为佐，增强缩尿固精之功；甘草梢清热利湿，兼固中调和之功。诸药合用，共奏滋阴泻热除湿、固精缩尿之功。

《黄帝内经》有言："阳加于阴谓之汗。"可知汗的形成，需要两方面的因素，一是阳，也就是热；二是阴，也就是水。毫无疑问，当（阳）热加临到（阴）水上，水气透过毛孔而出，又于皮肤上凝成水珠，就会有汗。但是当阳的层面出现问题时，阳气被湿阻遏，湿郁肌表，此时汗欲出而不得，湿热下注，则会转汗为尿由水道排出。弟子感慨："其实汗、尿也是同源的啊！"

8. 二白生脉散——肺润津生而肠腑自通

患者，男，6月，2017年5月4日来诊，诉大便难解1月余，于1月前无明显诱因出现大便难解，脘腹胀满不舒，观其医案，前医以食积便秘论治，处方枳术丸合麻仁丸加减治疗，然疗效不佳，症状如前，遂求诊李师，刻下证见：大便难解，3~5日一解，质烂量少，胃脘胀满，食欲欠佳，夜间盗汗，寐安，小便调，舌略红，苔略白，指纹淡紫。李师诊断为气阴两虚之便秘，处方二白生脉散，2剂化裁如下：白芍10g，白术8g，太子参8g，麦冬5g，百合6g，苦杏仁3g（打），火麻仁3g（打），鱼腥草6g（后下），陈皮3g。

师说："此儿证属气阴两虚而兼湿浊，二白生脉散益气养阴，气充则肠腑蠕动有力，阴足则宿屎濡养润动。"以百合代五味子，养阴生津之中而无涩肠之弊；肺主通调水道，水道通行则湿浊可祛，故以杏仁、鱼腥草开宣肺气，提壶揭盖法；陈皮理气行滞，有推动肠腑蠕动之功；麻仁性滑利，润心肺，滋五脏，且能通利大便。诸药合用，益气，养阴，收汗，生津，行气，通便。益养结合，通收并行，而无固涩之弊。

2017 年 5 月 6 日二诊，其母代诉昨日已解大便，盗汗已止，然夜寐不安，舌淡红，苔薄白，指纹淡紫。效不更方，守上方增至药量麦冬 8 g、白芍 15 g、白术 13 g，去太子参，百合加柏子仁 6 g、瓜蒌仁 6 g、厚朴 3 g、枳实 3 g，处方 5 剂，善后。

生脉散滋阴益气，复脉而增气力，若以生脉散为君（一方为君），配以白术、白芍二白为臣，则复脉生脉之功益增，何以然？一者肺朝百脉而主色白，二白质润多津能滋气阴又以其白者能入肺宣肺，肺气宣肃则气血输布，生脉之功自然倍增；二者以白术健脾益气、白芍柔肝醒脾，脾胃健运，气血生化有源，脾胃健运，气血运行有力，那么复脉是自然而然了，因脉者血之府也。君臣相和而为二白生脉散，此散为李师临证效验方，由白术、白芍、太子参、麦冬、五味子等药组成，功具益气养阴，敛汗生脉，滋阴润肠，润肺生津。其主治脾胃气虚证见肢体倦怠，气短懒言，口干作渴，汗多脉虚，大便干结；主治气阴两虚证见干咳少痰，久咳不愈，食少消瘦，虚热喘促，气短自汗，口干舌燥，烦躁不安，睡卧不宁，脉微细弱。

9. 妇女红白带，名医有绝招

白带是女性健康的显示器，如果白带出现了异常的情况，那么就预示着女性的健康出了问题。那么白带呈红色是怎么回事呢？

西医认为红白带主要病因为阴道炎和宫颈糜烂。阴道炎：患急性阴道炎临床表现为白带咖啡色、尿频、尿急、尿痛的症状，外阴有不同程度的瘙痒、灼热或疼痛感，急性期会伴有发热。宫颈糜烂临床多表现为白带增多，颜色呈咖啡色，粘稠，偶尔也可能出现脓性、血性白带，常常伴随腰酸、腹痛及下腹部重坠感，性生活也可能会引起接触性出血。

西医针对红白带，完善相关检查后一般予消炎，促进伤口愈合等治疗，然而多存在症状反复，迁延不愈的现象。中医则认为红白带的根本病因在于脾胃失运，湿热为患；郁怒伤肝，肝失藏血。中医通过辨证论治，整体调理的思想，治疗起带下之病，寻根而治，既简约又奇效。

一中年妇女，诉红白带反复 2 年余，期间去医院门诊治疗，服药（具体不详）未有见效，因于此病，其夫未与其同房 1 年，甚是苦恼伤心。故慕名而来，求治老师，刻下证见：白带中夹有红色液体，量多质稠色浊，闻有异味，大便黏烂，日解 2 次，口干苦，纳寐佳，小便调。查其舌脉：舌质暗红，舌苔白厚微黄，脉象弦细。

师有言："红白带亦是湿病。因脾胃为水谷之海，脾胃得健则运化有序，脾胃失调则运化无力，水湿由生。带脉（属于中医奇经八脉之范畴）主乎白带，又与肾气相通，肾气通郁于肝，女子红白带多从忧思伤脾，郁怒伤肝所由来也。"肝经郁火内炽下克脾土，脾胃运化受阻，湿热之邪蕴于带脉之间，且郁怒伤肝，肝失藏血之功，血亦渗于带脉之内，湿热之气同血聚下。

师说："治当疏肝健脾，渗湿止带为法。"遂处方 3 剂：丹皮 10 g、柴胡 10 g、白芍 15 g、白术 15 g、茯苓 15 g、木蝴蝶 10 g、海螵蛸 10 g、车前子 15 g、薏苡仁 25 g、黄柏 15 g、牛膝 15 g、甘草 6 g。

方中以柴胡疏肝解郁，使肝气得以条达；白芍酸苦微寒，养血敛阴，柔肝缓急；木郁则土衰，肝病易于传脾，故以白术、茯苓、甘草健脾益气，非但使土以抑木，且营血生化有源；丹皮能清郁火，且有凉血止血之功；加木蝴蝶以疏肝和胃，疏散郁遏之气，透达肝经郁热；海螵蛸固崩止带；车前子清肝、固精，颇能利湿；薏苡仁健脾渗湿；湿热下注，故以黄柏、牛膝清热燥湿，引湿热之邪外出。纵观全方，攻补兼施，清补得宜，使肝疏而藏血有功，脾健而湿热自除。

患者服 3 剂后，前来复诊，诉诸证好转，心情愉悦。老师遂守方处汤药 10 剂，尔后随访得知患者痊愈。

10. 肝不藏血则卧不安

失眠，是以经常不能获得正常睡眠为特征的一类病症。中医称失眠为"不寐""卧不安""目不瞑"或"不得眠"等。李师认为，随着社会发展和疾病谱的变化，不寐病症不再仅仅是由《黄帝内经》所言"胃不和则卧不安"所致，它不仅与心理因素有关，而且与精神疾患和药物性肝损有一定的相关性。我们人体的情绪好坏和肝的功能密切相关，肝主疏泄、条达，肝的功能正常了，情绪就会条达舒畅，否则极易引起焦虑不安等不良情绪而影响人的睡眠和生活质量。李师以《黄帝内经》之言"肝藏血，血舍魂"为指导，结合现代社会的时代特点，提出"肝不藏血则卧不安"之说，指导临证，有不可斗量之效！其说法中提出：人卧则血归于肝（老师认为人在深睡眠的状态下有 70% 的血气是藏于肝脏），因血舍魂，肝失疏泄则失藏血之功，魂亦无所归藏，则会出现夜寐烦躁不安、入睡困难、梦魇缠绕等症，治疗当以调肝理气、宁心安神为法，在临床上能取得较好的疗效。其实古人对于失眠与肝的关系也早有论述，《血证论》曰"肝藏魂，人寤则魂游于目，寐则魂返于肝"，亦是说明了肝脏对于睡眠的重要性。

现摘录李师门诊肝不藏血之不寐案一则：

患者黄某，男，29 岁，2017 年 3 月 9 日初诊，诉夜寐不佳反复 1 年余，入睡困难，烦躁不安，入睡梦魇芸芸，醒之复睡后继续之前的梦，白天困乏，口苦口干，无头晕头痛，吃食油腻之物则恶心欲吐，咽有异物感，大便黏腻，日解 1~2 次，小便调。舌质暗红，苔薄白，脉弦细。老师诊断为不寐病，辨证：肝脾不调，肝不藏血。治则：疏肝，健脾，理气，宁心，安神。治以调气和中散加减治疗 2 剂：柴胡 15 g，白芍 15 g，炒白术 15 g，木蝴蝶 10 g，香附 15 g，海螵蛸 10 g，牡丹皮 10 g，茯神 30 g，姜半夏 10 g，陈皮 6 g，合欢皮 15 g，甘草 6 g。每日 1 剂，早晚各服 1 次，饭后服。

2017 年 3 月 11 日二诊，诉上症好转，睡眠较前好转，夜间已无烦躁之感，夜梦稍多，纳可，二便调。舌质暗，苔薄白，脉弦细。继守上方去姜半夏、陈皮，加丹参 10 g，水煎服，每日 1 剂，连服 15 剂。学生电话随访，患者告知夜寐已无碍。

李师有告："肝失疏泄、肝不藏血之不寐案，之法有二！肝木亢盛所致的肝失疏泄、肝不藏血之实证，当以疏肝理气为法，不可纯做补血之治，如逍遥散、柴胡疏肝散、调气和中散等方；肝肾之阴不足，无以涵养肝木所致的肝失疏泄而不藏血之证，当以柔肝清肝为法，辅以养阴补血之品，如一贯煎、滋水清肝饮等方。"

11. 乳癖的调治要诀——攻邪在平和中起

2016 年 10 月 29 日，弟子跟师抄方，今天的最后一个病号是一位中年妇女庞某，庞某惊讶中药神效，赞叹师父为神医！弟子傻愣，翻阅其病例，知此已是妇人二诊。在妇人的病情复述下，乃得知其于 2015 年 12 月于某医院行右侧乳腺纤体瘤手术治疗后，右侧乳根处伤口留有积血，局部肿硬疼痛，四处寻中医治疗，效果不佳，遂转诊于李师，服中药甚效。

弟子乃阅览 27 日的病例，症知：右侧乳房肿硬疼痛，情志不舒时痛甚，肿块胀重，以胀为主，伴有胸闷，纳寐可，二便调，其余无不适，舌暗红，苔薄白，脉弦细。李师诊断为：乳癖（气滞血瘀），处方血府逐瘀汤加减 2 剂治疗，药方如下：地黄 15 g，桃仁 15 g，枳壳 10 g，红花 15 g，赤芍 15 g，柴胡 10 g，川芎 15 g，苏木 15 g，香附 15 g，砂仁 3 g，木香 5 g，麦芽 20 g，甘草 10 g。2 剂，每日 1 剂，水煎 400 mL，分早晚两次温服。

弟子问："师父，弟子很少见您运用苏木啊？"李师笑而不语，眼里透露着一丝神秘感。刻下李师起身，引妇人至隐蔽处，触摸其右侧乳房，大喜道："嗯，极好！肿块已经变软许多。"然舌脉变化不大，似有所语"复元活血汤？"，弟子言道："此汤不是用来主治跌打损伤类病嘛！"李师语重心长地说："患者行手术，与跌打损伤有异名同类之谓！不过我们守上方，参复元活血汤证治即可。"师道："血府逐瘀汤有活血祛瘀、行气止痛之功。治疗乳癖切忌猛药攻伐，当以平调治之，此汤行血不伤血，祛瘀不伤正，为通治气滞血瘀的基础方。复元活血汤功具疏肝通络、活血祛瘀，乳房亦为肝经所至，然血瘀有热象者多用，患者热象未显故不推此汤。"又道："凡血证治，皆不离肝脏，以肝藏血，主疏泄，血最恶郁滞，肝失疏泄，血行郁滞，故治不离肝。"

方中桃仁破血行滞，红花化瘀止痛，共为君药。赤芍、川芎助君药活血化瘀；苏木行血破瘀，消肿止痛，用于妇人郁结血瘀之证有神效，地黄凉血清热，以防瘀热，两药相配，凉而不滞，祛瘀不伤正，共为臣药；枳壳疏畅胸中气滞，柴胡、香附疏肝理气，为佐药；砂仁、木香醒脾开胃，理气止痛，为佐使药；甘草调和诸药。为何取复元活血汤之意？上方诸药和合，功具疏肝理气、活血化瘀，古言"瘀血不去，新血不生"，故瘀去则生，新血自活，痛自舒而元自复。

二诊处方：桃仁 15 g，枳壳 10 g，红花 15 g，赤芍 30 g，柴胡 10 g，川芎 15 g，白芍 15 g，麦芽 30 g，甘草 10 g，紫花地丁 15 g，香附 15 g，王不留行 15 g，路路通 15 g，急性子 10 g，青皮 10 g。7 剂，每日 1 剂，水煎至 400 mL，分

早晚两次温服。

另告知患者于野外寻找苎麻根、朱瑾花叶，捣烂调汁，用于外敷右侧乳房。因患者肿块变软，有转痛之趋，故当参入消痈之法，未病先防，方中去苏木、砂仁、木香、地黄而重用麦芽通乳消胀；加白芍配以柴胡增强疏肝之力；青皮长于破气消积；王不留行下乳消胀、破血通经；急性子其性急速，能透骨软坚以消癥；路路通最能通络，疏肝活络，络路无所不至；李师言："癥瘕消则化为痈脓"，故配紫花地丁祛瘀消痈。诸药合用，使瘀去新生，气行络通，癥消痈除，共成疏肝理气、活血化瘀、消癥排痈之剂。方中消痈外敷方：苎麻根、朱瑾花叶，为师门治疗痈肿的验方，捣烂外敷患处，具清热解毒消痈之功。

李师告诫患者："服此药后以利为度，则提示瘀血已下，癥瘕痈脓已除，免伤正气！"尔后三诊，妇人言其肿块已消，乳房如常，希冀再求中药巩固治疗。

乳癖乃乳中肿块结核，形如丸卵，或坠重作痛，以胀痛为主，或不痛，皮色不变，其肿痛坠重随喜怒消长。本病与情志失调密切相关，且足阳明胃经过乳房，足厥阴肝经至乳下，足太阴脾经行乳外，若情志内伤，忧思恼怒则肝脾郁结，气机郁滞，血行不畅，血不行为死血，血瘀日久而成肿块，本病的病机为气滞血瘀，病位在肝、胃、脾三经，总法以疏肝通络、行气止痛为先，配以活血祛瘀，消癥排脓，兼顾疏肝气，调脾气，和胃土，调气以和中，复气机升降出入条达无碍。李师强调："攻邪贵在循序渐进，以药量从小探之机体，攻邪祛瘀之药与身和合，则逐渐增大，以免伤正。"因此，攻邪在平和中起。

12. 褐斑妙治法，开肝肾之郁

患者罗某，女，40岁。诉面有黄斑1年余，斑大色深暗，遍及额头两颊，尤以下颌（下巴）为甚，腰酸乏力，面色晦暗，羞于见人，性情急躁，纳寐尚可，二便尚调，舌淡红，苔薄白，脉象细。老师言道："此名黄褐斑，证属肾虚肝郁，肾阳不足，无以温养肌肤所致也。"肝为肾之子，肝郁则肾亦郁矣；下颌属肾且黄斑为多，腰酸乏力，此为肾郁，肾郁而气必不温宜，故黄斑满布，治当疏肝解郁，即开肾之郁。李师之言：斑大属虚，斑小起疹属实，二者不外乎瘀郁。此症患斑块大为虚，其色深暗为有郁，故予以调气和中散加减治疗7天，处方：柴胡10g，白芍 15 g，白术 15 g，茯苓 15 g，木蝴蝶 10 g，海螵蛸 10 g，醋香附 15 g，天冬 15 g，桃仁 15 g，僵蚕 3 g，甘草 6 g。弟子疑惑：师父，何以用之桃仁？李师道："调气和中散有疏肝解郁、调畅气机之效，疏肝之郁即是开肾之郁。为师意欲桃花养颜祛斑，然药房已无桃花。桃仁、桃花总由一物化生而来，虽各具功用，其性根本同，总有缱绻之谊，故用桃仁代之，且桃仁有润肤祛瘀除斑之功，取意如此。然桃花升散，桃仁润降，故以僵蚕一味携桃仁氤氲肌肤以除斑。天冬甘寒，养阴生津，补肾润燥，津润肤泽，颇能美颜。"

7 天之后，患者来诊，诉黄斑变淡减少，心情舒畅，李师遂予原方加减治疗15 天，尔后未见患者来诊，随访得知患者褐斑已消除。

13. 谨守病机，一症便是

师如既往，诊室候诊，见姑娘搀扶一婆婆蹒跚而来。师问之何故，然其为疾所苦，口弗能言，姑娘遂为代言。问罢得知：老人年 60 有余，反复低烧 5 年，遍求诸医而罔效，困疾痛苦，花费巨大，曾一度想自杀了结。证见：低烧发热，浑身无力，少气懒言，不欲饮食，口苦咽干，夜寐欠佳，二便尚调，无恶寒。查其舌脉：舌质淡红，舌苔薄白，脉象弦细。

弟子心想，前医治疗未果，或不能抓住主症，乃因众多偏症困扰，故不能正确地辨证施治。而在六经辨证之中当少阳病邪在半表半里之间，未有定处，往来无常，故其见证多少不一，正如医圣张仲景言道："伤寒五六日，中风，往来寒热，胸胁苦满，嘿嘿不欲食饮，心烦喜呕，或胸中烦而不呕，或渴，或腹中痛，或胁下痞梗，或心下悸，小便不利，或不渴，身有微热而咳者，小柴胡汤主之。"又《伤寒论》第 101 条云："伤寒中风，有柴胡证，但见一证便是，不必悉具。"

谙熟"但见一证便是，不必悉具"，具有重大的意义。师临证间，以小柴胡汤治愈不明原因之发热者不知凡几，其中不乏小柴胡汤或然证，口苦咽干即是明证。想罢，处小柴胡汤加减与之，一剂知，二剂已。正如《素问·至真要大论》云："谨守病机，各司其职，有者求之，无者求之，盛者责之，虚者责之。必先五胜，疏其血气，令其调达，而致和平。"故临证之顷，把握基本原则，权衡先后缓急，辨证论治，疑难可期。

14. 经产胎后，食入即吐案

张仲景有云："食入即吐者，大黄甘草汤主之。"初入中医者，不识辨证，如若一味背诵经典，遇一条文相符者，即处大黄甘草汤，脉证相应然尚可，否则贻害无穷啊！弟子跟师抄方，曾记一案，与仲景先师条文案例极为相似，然实属两端。

患者，女，32岁。诉既往有胃轻瘫、糖尿病等病史，于2015年11月22日行剖宫产手术，住院至2015年12月14日，感身体不适，住院期间未见好转，故来门诊。刻下证见：食入即吐，口干口甜，乏力，烧心，嗳气，反酸，纳寐差，无便意，数十日未行，小便调，舌暗红，苔白，脉沉细略数。李师说："此案有别于大黄甘草汤证。"聆听话语，师弟似迷茫地思索着"何为大黄甘草汤证，何又为此证？"因师弟本科刚入学，未诵经典，故未能识证。师兄似已知晓师弟的疑惑，故言道："食入即吐者，大黄甘草汤主之。此汤只大黄、甘草两味中药，用于主治胃肠积热，浊腐之气上逆，食已即吐，吐势急迫或大便秘结不通者有疗效。而此案患者行剖腹产手术，于自然生产者耗气耗血皆较严重，李师曾教诲'口甜者，脾虚也'，纳寐差，胃不和，嗳气反酸，无便意感，舌暗苔白，脉沉细略数，此为一派脾胃气虚之证。"李师点头示意，便下手处方5剂：茯神30g，桂枝10g，白术30g，当归25g，白芍40g，陈皮6g，火麻仁15g，姜夏10g，竹茹10g，布渣叶15g，紫苏梗10g，牛蒡子15g。

二诊，患者诉诸证好转，师守方加减治疗15天。李师于弟子们言道："患者行剖宫产手术，气血大亏，又有胃轻瘫病史，可知脾胃气虚；且有孕期间经血停闭，血聚冲任养胎，冲脉气盛，而冲脉隶于阳明，冲脉挟胃气上逆，胃失和降，诸而食入即吐。"李师处方取苓桂术甘汤降逆和胃之意，然不用甘草者，以其有固中吸附之力，似拔河之缓有碍通便；茯神健脾利湿，代以茯苓安神助眠；当归补血润肠；重用白术、白芍以健脾助力（增强大肠蠕动）、润肠通便；麻仁补虚润肠通便；陈皮、苏梗枢转脾气、醒脾和胃；姜半夏、竹茹降逆和胃；布渣叶清滞湿气；牛蒡子清利咽喉，利膈宽畅，功同胡萝卜，尚有扶助正气之功。全方健脾益气，和胃降逆，组方精妙，疗效必佳。

15. 咳嗽的"转机"

患者柯某，女，30岁。2017年2月25日初诊，诉5天前因受冷咳嗽，伴恶寒，咽痛，痰白质稀……观其病例，乃获悉患者于3天前就已就诊别医，前医投以杏苏散加减3剂治疗。刻下证见：咳嗽咳痰，夜间尤甚，痰黄质稠，痰味腥臭，偶发胸痛，恶寒发热，舌质淡，舌苔黄，脉弦。

杏苏散是祛痰止咳的良剂，治疗风寒咳嗽、恶寒微热或无热者，大抵皆可获效，为何咳嗽反而加重呢？李师细细察脉，问诊得知患者前日初来月事，师乃拍案感叹：这就对了！这个病机很重要，牵动着整个疾病发生发展变化的过程。这个病机就像古人弯弓射靶的机关，机关的力度或是方向改变了，射靶的准确率就会大大下降，这叫牵一发而动全身！病者因外感受凉，寒邪犯肺而作咳，前医投以杏苏散正中病机，然病者前日月事已至，妇女月事期间血室大开，正气稍弱，外邪乘虚而入，故咳嗽复作加重，此"血弱气尽，腠理开，邪气因入"之意。

《伤寒论》第144条曰：妇人中风，七八日，续得寒热，发作有时，经水适断者，此热入血室，其血必结，故使如疟状，发作有时，小柴胡汤主之。太阳病证未解，而见少阳病证，太少并病，条文即是此案病机的明证。老师处方小柴胡汤加味治疗3剂，处方：柴胡10g，法半夏10g，黄芩15g，党参20g，甘草6g，生姜10g，大枣10g，前胡15g，苦杏仁15g，桔梗15g，枇杷叶15g。

二诊，患者诉咳嗽已好大半，刻下证见：痰少，咽痒，声音沙哑，无恶寒发热，无胸闷胸痛，舌脉同前。守上方去桔梗、枇杷叶、苦杏仁，加味木蝴蝶10g、蝉蜕6g以疏风散热、利咽开音。处方5剂。后未见患者复诊。

学生疑惑，既然是太少并病，为何只用小柴胡汤上阵打擂呢？又怎么去开太阳呢？老师说："前面明言，太阳病未罢而生少阳，太少并病，以小柴胡汤开半表半里之邪，少阳解则太阳亦随之消散，这要归功于小柴胡汤的清透之力。"《黄帝内经》云："热淫于内，以苦发之。"方中柴胡苦平微寒，黄芩味苦寒，为和解少阳之组药，亦是撤热发表之药对；半夏合枇杷叶能开结痰，豁浊气以还清；外邪伤人，常因正气虚弱乃客其形，故以党参、甘草补其虚；邪在半表，则荣卫不和，故以姜枣调和营卫；肺气失宣，咳嗽由作，杏仁合前胡以宣肃肺气；桔梗辛苦，为肺部之引经，开宣肺气，祛痰排脓。全方清透不失扶正，宣肃得宜，温润平和，无攻击过当之虞，大有启门驱贼之势，营卫调和，客气易散，肺气安宁，咳嗽可愈！

16. 苦口良药，甘露之效

2017年2月9日的一个早上，一位49岁的男性从省外寻至来诊，面带忧愁地向我们诉说，反复胃脘隐痛3年余，伴嗳气反酸，其间寻求中西医治疗，前医有扶阳、温阳、健脾、补气、止痛等法，疗效不佳。李师四诊俱参，刻下证见：胃脘部隐痛，嗳气，晨起口干，恶心欲吐，食欲不佳，夜寐心烦，紧张易惊，怕冷恶风，夏天睡卧竟以棉被裹之保暖，大便溏结不调，2~4日一行，小便调，舌淡红，苔白厚腻，脉濡。

李师说："患者面庞形色虚浮，苔白厚腻，脉濡，为一派湿气弥漫之象。当湿气困重之时，湿气会像雾露一般弥漫开来，弥散于肌表就会怕冷恶风，这叫湿遏卫阳；湿性黏腻，易阻气机，脾胃升降失序，胃病作矣。如见怕冷恶风，施以扶阳、温阳之法，犯察机过失之罪；若见脾胃病候，采用健脾和胃之法，则为平庸。"弟子疑惑："师父，我不懂。湿为阴邪，扶阳温阳当能温化湿气；脾运失健，湿气由生，健脾和胃，皆是治本。"李师笑道："医理虽是如此，但是理事不一。《黄帝内经》云：急则治其标，缓则治其本。患者湿气弥漫，久留生浊，若以先治其本则湿浊难祛，若以二三剂方药专去湿浊，后调其本质，病愈尤速！"

师诊断：胃痛（湿浊内蕴），处方甘露消毒丹加减，2剂。处方：茵陈15 g，滑石20 g，砂仁5 g，厚朴10 g，浙贝15 g，木蝴蝶10 g，青蒿10 g，香附15 g，海螵蛸10 g，广藿香10 g，扁豆花15 g，车前草15 g。

药后，患者于2月11日复诊，诉诸证好转，自觉不似之前怕冷恶风，二便调。观其舌脉：舌淡红，苔略白，脉细。患者好奇地告知："我从未喝过这么甘甜可口的药汤！难道您开的是甜中药吗？"李师笑道："苦口良药，甘露之效啊！"病患一脸不解的样子。李师解释："人体阴阳、虚实、寒热的偏胜偏衰会导致疾病，中药寒热温凉、酸苦甘辛咸之性，中医的论治就是根据中药的偏性来纠正人体的不平衡，这是医法的中和之道。再通俗讲，适合的才是最好的！"病患豁然开朗。

弟子感叹道："病人喜欢喝就说明他的机体需要什么，这就对症了！"李师言道："古人诚不欺也！甘露消毒丹，又名普济解毒丹，出自《温热经纬》，取甘露、普济之名，以治病疗疾有如久旱逢甘霖，他乡遇故知的爽快开朗。消毒为祛湿浊，消湿温，湿浊去，则清阳升，口中甘之若醴。"

李师告："我们处方对证与否与患者的服药味觉有很重要的关系。若病人服苦口药或感觉到甘甜，服辛辣之药或感到鲜香，服酸味药或有生津、开胃之感，服咸味药或能有解饥果腹之效，皆是对证之象，药证和合之妙。"

17. 临证次第的智慧

《灵枢·大惑论》有治此诸邪善法，法曰"先其藏府，诛其小过，后调其气，盛者泻之，虚者补之"，弟子乃想到临床一患者验案正合于此，与诸君分享。

患者，男，46岁，诉两胁肋刺痛3年余，颜面憔悴，纳寐欠佳，二便尚调，口干口苦，舌质绛红，裂纹满布，地图舌名，脉象虚弦。因刺痛难忍莫可名状，遂至医院检查，诊断为脾肿大，西医说只能手术切除治疗。故转求中医，几次辗转寻至李师，师言"此操劳太过，肝虚作痛矣"，经询问患者工作劳心劳力，遂以滋水清肝饮加减治疗。处方：生地黄15 g、山药20 g、山茱萸15 g、泽泻15 g、茯神30 g、丹皮10 g、柴胡10 g、白芍15 g、山栀子10 g、酸枣仁15 g（打）、枸杞15 g、川楝子15 g（打）、赤芍15 g、煅牡蛎25 g、鸡内金15 g、甘草10 g。滋水清肝饮为疗肝虚作劳、疲劳伤脾之良方，而弟子疑惑："脾肿大，在我们中医里归为癥瘕范畴，既然如此何不重用软坚散结之药呢？"李师言道："治疗癥瘕积聚类，内经有云'衰其大半而止'，即不可一味攻邪，否则正气愈虚，邪气反张，贻害无穷。"师认为，治疗此证的关键在于抓住主要矛盾，解决急性问题，而主要矛盾或急性问题是指引起疾病现在的病机，即有辨现在证与辨过去证的区别，过去证是导致现在证的直接原因，即疾病发展发生的规律而导致的变证称现在证。师说："正虚邪盛，治以扶助正气为主，祛邪为次，正盛则祛邪有功；正气少回，稍增祛邪之力，可酌增攻邪药量，事半功倍。"

二诊，患者大喜言："一剂下去已然不痛。"察其舌质转红，裂如补丁，有收合之势，师说："患者正气少回，此时可加强软坚散结之力。"故处以柴芍六君辈固护正气，处方：柴胡 10 g、白芍 25 g、陈皮 6 g、炒白术 15 g、茯神 30 g、枸杞 15 g、太子参 15 g、赤芍 25 g、煅牡蛎 30 g、醋鳖甲 15 g、鸡内金 15 g、炒麦芽 20 g、甘草 10 g。

三诊患者已觉不痛，舌质转淡，师对我言道："正气已固，而后诸邪，势如破竹。"因处调气和中散加减治疗 15 天，处方：柴胡 10 g、白芍 35 g、赤芍 35 g、炒白术 15 g、木蝴蝶 10 g、苏梗 10 g、牛膝 15 g、海螵蛸 10 g、茯神 30 g、煅牡蛎 35 g、醋鳖甲 20 g、太子参 15 g、鸡内金 15 g、甘草 10 g。调气和中散是李师常用验方，为疗诸气病之要方，具有疏肝、调气、理脾、和胃之功，用于癥瘕消散恢复期的调治，以图治肝脾肿大。

尔后，患者又行 B 超检查，对比得知，现脾体积较治病之前以整整小了一个拳头左右大小（长宽约 6 cm）。大家都惊叹中药有如此神效之时，其实我们不妨翻开读悟《灵枢·大惑论》治病临证次第法门"先其藏府，诛其小过，后调其气，盛者泻之，虚者补之"，大家是不是就有了临证次第的智慧呢？答案是肯定的。李师常告诫弟子，中药、方剂就在那里，不会消失，单靠死记硬背是不行的。为学医者，必熟读、细品中医经典，而后领悟，则胸有成竹，临证必要一番心思。

18. 聋为鸣之渐，鸣为聋之始

患者李某，女，21 岁。2017 年 1 月 7 日初诊，诉反复耳鸣 2 年余，2 年前在校期间无明显诱因出现耳鸣，劳累时加重，未引起重视，拖延治疗，近几日来自觉右耳听力下降，左耳如蝉鸣蛙鼓，卧床时症状明显，腰膝酸软，肢倦乏力，纳可，寐不安，二便调。查其舌脉：舌质淡胖，有齿痕，舌苔白，脉象沉细。

此案诊断为耳鸣耳聋，证属脾肾两虚。肾藏精，精气充于耳则窍清；腰为肾之府，肾精充足，濡养腰膝，则腰体劲强。脾主运化，以升为健，脾气散精，把水谷精微上输于肺，通过肺的通调，肾的气化，精微才能布散于全身。《黄帝内经》中说"髓海不足，则脑转耳鸣"，"上气不足，……耳为之苦鸣"，而今脾肾两虚，肾精亏乏，清阳不升，耳窍失于濡养，故发为本病。李师处方：熟地黄 20 g，淮山 15 g，山萸肉 5 g，泽泻 15 g，茯神 30 g，丹皮 10 g，黄芪 30 g，党参 20 g，黄精 20 g，沙苑子 15 g，炒苍耳子 10 g，石菖蒲 10 g。5 剂，每日 1 剂，水煎 400 mL，分两次温服。

本方为参芪地黄汤化裁而来，此汤出自《沈氏尊生书》，主治肝肾亏虚证有头晕耳鸣，腰膝酸软，骨蒸潮热，盗汗遗精，消渴，虚劳等病症。老师认为，运用得宜，此方有益气养阴，补肾健脾之功。方中熟地黄、黄精滋阴补肾，填精益髓；山萸肉补养肝肾；山药补益脾阴；熟地黄、黄精的总用量是山萸肉与山药两味之和，是以补肾为主，补其不足以治本；配伍泽泻利湿泄浊，并防熟地黄之滋腻恋邪；牡丹皮清泄相火，并制山萸肉之温涩；茯神宁心安神，淡渗脾湿；黄芪补气升阳，使精随阳升；党参健脾益气；沙苑子补中有行，补肾之中兼有通窍之力；苍耳子化湿通窍；石菖蒲化湿开窍。诸药合用，补中有泻，寓通行于补益之中，使肾精得充，清阳健升，则鸣聋可止。

患者服药 5 剂，于 13 日前来复诊，诉诸证好转，左耳鸣响已基本消失，右耳听力增强，稍有耳鸣，腰膝酸软。舌质淡红，舌苔薄白，脉细。效不更方，遂守方加减治疗 10 天，去苍耳子、石菖蒲，加菟丝子 20 g，增强补肾益精之力。尔后，患者未至复诊。

古人云，聋为鸣之渐，鸣为聋之始。 由此可知，耳鸣可以导致听力下降甚至耳聋。患者耳鸣日久，而非左耳先聋，以右耳先聋，是因天地造化使然。《素问·阴阳应象大论》曰："天不足西北，故西北方阴也，而人右耳目不如左明也。"中国地势东南低西北高，西北地多天少，故"天不足西北"。古人南面而立，人呈靠北朝南位，左边为东方，右边为西方，旭日东升，东方主阳气升腾，精气亦随阳气的升腾而上充头窍，所以左耳目获得精气大于右耳目，因此"人右耳目不如左明也"。此案右耳先聋，乃是天地阴阳所不能权衡所致，但是顺应自然，终归是顺证，所以可治且易治。

19. 麻仁丸治湿滞便秘

患者王某，女，3 岁 3 个月。2017 年 6 月 24 日初诊，其母代诉：15 天前无明显诱因出现大便干结，2~3 日一解，不欲饮食，夜寐安，后背汗出多，口干欲饮水，小便调。舌暗红，苔白厚，脉象细。

诊察毕，李师处方：白芍 20 g，白术 10 g，火麻仁 8 g，苦杏仁 6 g，厚朴 6 g，枳实 6 g, 瓜蒌仁 10 g, 陈皮 2 g, 鱼腥草 10 g, 决明子 8 g, 大黄 1 g。

弟子观上方，一方乃是火麻仁丸化裁而来，书写病例之际，困于证型，故请问于师。李师言："证属湿滞秘。"弟子疑惑："麻仁丸不是为治疗胃肠燥热，脾津不足证的一个方子吗？患者舌苔白厚，不欲饮食，是有湿滞，然何以投麻仁丸？"师说："麻仁丸证，是脾不主为胃行其津液，而成一派胃肠燥热秘结之象。《黄帝内经》云'饮入于胃，游溢精气，上输于脾，脾气散精，上归于肺，通调水道，下输膀胱，水精四布，五经并行'，由此可知，津液的输布不独为脾主，亦与肺的通调水道密切相关！肺失宣肃，则津液不布，津液阻滞，停留不行，久而成湿，形成一派湿滞肠燥之象。"水湿停滞，津液不行肠腑而成湿滞秘，治宜宣肺以通调水道，水道一通，津液四布，何愁大便秘结呢？！此亦是提壶揭盖之法！李师认为："麻仁丸不独为润肠泄热之功，亦是宣肺通腑、化湿利浊之良剂，用于主治热结秘、湿滞秘，效如桴鼓。"

《黄帝内经》云：脾欲缓，急食甘以缓之。脾胃干燥，肠腑津亏，故以麻仁、杏仁润肠通腑，所谓润可去枯也；苦能泄之，故以枳实苦寒泄气通便，厚朴苦温下气，祛湿通腑，寒温并用而不伤正；重用白芍、白术，使脾健有源，津液来复；瓜蒌仁、决明子质润多脂，润肠通腑而兼滑润利湿之功；结者宜破之，故以大黄泄热破结；秘者宜运之，故以陈皮行气推运；鱼腥草肃降肺气，苦杏仁开宣肺气，合用药对，使肺通调水道而水津四布，湿滞得开。全方合用，肺主通调，湿滞得化，肠润结开，津液还入胃肠，则大便通利。

随访得知，患者服药 3 剂后，大便随即通畅！

20. 中药内病外治，巧除顽固口疮

顽固口疮，又称顽固性口腔溃疡，是指经过严格的内科治疗后，溃疡仍不能愈合，临床症状持续存在，或者是反复发作，发作时疼痛剧烈，局部灼痛明显，严重者还会影响饮食、说话，对日常生活造成极大不便。可并发口臭、慢性咽炎、便秘、头痛、头晕、恶心、乏力、烦躁、发热、淋巴结肿大等全身症状。中药内病外治疗法是祖国医学中最宝贵的疗法之一，李师常用中药外敷法治愈此证，屡试屡效！外敷方：吴茱萸 40 g，两面针 10 g，徐长卿 10 g，研末分 6 份。用醋和蜜

调成黏腻糊状附着于"伤湿止痛膏"上，晚上临睡前贴敷涌泉穴，每穴 1 份，连敷 3 晚，甚或一晚，即可神奇治愈。临证时，其弟子疑惑问其疗效何故如此，李师答曰："这是利用中药内病外治、上病下治的理论。吴茱萸有清热泻火，降逆止呕之功；涌泉穴为肾经井穴，该穴名意指体内肾经的经水由此外涌而出体表，肾水为坎卦，坎中一阳即为真阳，古人称此龙阳，水寒龙现，伏火上冲郁于口唇而为口疮，故吴茱萸贴敷涌泉有大温泉水之意，翕收伏阳，引火下行，口疮可愈。然顽固口疮溃后疼痛难忍，以两面针、徐长卿胜湿止痛、清热解毒，诸法合用，顽疾束手可除！"李师亦用此方治愈风火牙痛，且受益者良多。

21. 呕吐案——升清则浊自降

患者黄某，女，40 岁。2014 年 9 月 15 日初诊，诉呕吐 7 天，饭后呕吐，吐酸腐食糜，吞酸嗳腐，午后口苦，四肢倦怠，人身困乏，大便溏烂，日行 2~3 次，纳寐可，小便调。舌质淡，苔白厚，脉濡按之无力。李师言，呕吐病，证属湿浊上泛，当以升清降浊为法。处方补中益气汤加减，处方：柴胡 3 g，党参 20 g，当归 15 g，陈皮 6 g，升麻 3 g，炒白术 15 g，吴茱萸 5 g，川连 15 g，布渣叶 15 g，甘草 6 g。7 剂，每日 1 剂，水煎 400 mL，分早晚两次温服。

2014 年 9 月 23 日二诊，患者告知服药 5 剂后，呕吐已止，现为求巩固身体来诊，证见：偶有嗳气，肠鸣，乏力，大便成形，日解 1~2 次，纳寐可，小便调。舌质淡，舌苔白，脉细。遂守上方去吴茱萸、川连，参入"六君汤"之意，加姜半夏、茯苓，增强健脾益气之功；加旋覆花 15 g，降气止嗳，处方 7 剂。

《黄帝内经》云：清气在下则生飧泄，浊气在上则生䐜胀。师说："在临床的很多呕吐病，我们不要一味去降逆止呕。清气在下，浊气在上，气机升降失序则作呕，用降逆的法子，浊气虽暂时得降，然清气亦越降越下，此时若以清轻升提之品，清升则浊降，则呕吐可愈，所谓升已而降。"方中以少量柴胡、升麻升脾之清阳；党参、白术补气健脾；血为气之母，故以当归养血补血；陈皮理气和胃以止呕；吴萸、川连寒温牵制，降逆止呕而不伤正；布渣叶消食导滞且能利湿；甘草调和诸药。全方共奏升清降浊，祛湿止呕之功。

弟子问："既然取升清降浊、补中益气之意，老师为何独把升阳的黄芪舍去不用呢？" 李师笑道："正是因为黄芪补气升阳之功强，故而舍掉。患者呕吐虽是清阳不升，浊阴不降所致，然以多挟胃气上逆之候，若升阳太刚猛，则会弄巧成拙。你们看为师升阳之法，多是以清轻宣透之品，量少性轻才是升清的宗旨，才是升已而降的秘法，不可不识。"

22. "取法乎上" 疗乳郁

患者王某，女，27 岁，2017 年 4 月 27 日来诊。学生写病例，记案如下：诉产后 3 个月乳汁堵阻于内通行不畅，乳汁尤多，小儿吮吸奶汁时，自感乳房内乳汁堵阻更加明显，堵时乳房胀痛，伴有发热汗出，大便干硬，2~3 日一解，纳寐可，小便调。舌质略红，舌苔薄黄，脉弦细数。学生问师："李师，该下什么诊断呢？" 李师思忖片刻："此是奶郁病，（患者小姨告知其妊娠期间多服老母鸡汤、虫草之类）缘由患者妊娠期间补养太过，补养则乳汁有源，又加之妊娠产后多郁，郁热于里则乳汁不通而发为乳郁。" 李师处方 7 剂：牡丹皮 10 g，柴胡 10 g，白芍 45 g，苏梗 10 g，白术 35 g，怀牛膝 15 g，海螵蛸 10 g，香附 15 g，大黄 10 g（后下），麦冬 15 g，火麻仁 15 g，路路通 10 g，生地黄 15 g。

师弟问师："这是什么方？" 师兄插道："有点丹栀逍遥散的意味。" 李师言道："意犹未尽！执方不如执其理法，子有曰取法乎上，尚仅得其中。方证相应虽也是一个取法乎上的良策，但还不如取其法上之法，根据证机来选理法，如此类案证属肝郁内热，就可选法疏肝解郁、清热通络，方可得其上。"

上方中柴胡、香附疏肝解郁，又有白芍养血柔肝；白术健脾益气，使运化有权，运则乳畅；苏梗、牛膝为李师经验药对，升降脾胃气机，脾升胃降则一身之气机易调达无碍；重用白芍、白术，健脾润肠能通便；海螵蛸能固中，中正所谓平和，则肝郁易解；大黄、路路通配伍以清郁热而通乳汁；麦冬、丹皮相配清泄郁热而不伤阴；火麻仁润肠通便；乳郁发热而耗津，故以生地黄清热生津。

2017 年 5 月 4 日，患者复诊，诉上症好转，乳汁畅通，乳汁量可，较前减少，舌略红，苔薄白，脉弦细。效不更方，去大黄、麻仁，加砂仁、木香，以健脾胃，脾胃健运则气血有源，脾胃健运则乳汁运行畅达。处方 7 剂。

师弟问："患者乳汁已然很多，为什么还要选用路路通类通络之药呢？就不怕其乳越来越多而壅滞于内吗？"师兄灵机一转，想到半月前和同伴去石埠奶场挤奶的情形，挤奶员告知我们：每天都要给奶牛挤完奶，否则奶牛很容易发烧生病！因牛奶性温至纯，若留滞于内必会发热，热则郁，郁则滞，所以奶牛当天的奶必须要挤完！人奶又何尝不是如此，奶多又兼以肝郁，郁则多不通，那么问题不就来了！所以李师用路路通乃是以通治通之法。

乳汁来源于脾胃之气血，为血水所化，血不利则为水，乳郁又多因气郁血滞，故李师临证疗此类病证，多喜以疏肝解郁、活血理气、利水通经或通乳散结为法，气血疏通，郁结自解，乳汁自畅，此取法于上之妙。

（六）医论集

1.治病大道，返璞归真

《黄帝内经》的开篇即是《上古天真论》，篇论的排序绝不是潦草的巧合，它是有次第旨归的。而疾病的旨归在哪呢？毫无疑问是"天真"。人始生，禀性成，脏腑定，真初成，而当人出生后受到六淫、疫疠、七情、饮食、劳倦、外伤，以及痰饮、瘀血、虫石等各种致病因素的影响才会生病。上古之人，最高境界是真人，这个真人是什么样子的？《黄帝内经》告诉了我们，"上古有真人者提挈天地，把握阴阳，呼吸精气，独立守神，肌肉若一。"师承期间，治过的一个重病号：患者身目黄染，尿黄，鼓胀，不欲饮食，检查为肝钙化多发结节、血管瘤（？）、胆囊壁增厚、肝区压痛，谷草转氨酶 >1000 u/L，地图舌，脉弦细弱。服 8 副药后患者反馈：服 3 副药后，复查转氨酶已降至原来的 1/3；8 副药后，腹胀减，胃纳香。

望诊：舌有补苔之势。我想到了师父的教言：苔如地图，坑洼不齐，苔如补丁之长，此向愈之机。药石为辅，探寻疾病的向愈之机，不正是归真之途吗？然归真法，须辨清主次，祛邪与扶正之轻重缓急亦需仔细斟酌辨析。

2.巧辨梅核气

梅核气，因患者情志不遂，肝气瘀滞，痰气互结，停聚于咽所致，以咽中似有梅核阻塞、咯之不出、咽之不下、时发时止为主要表现的疾病。痰气郁结证见自觉咽喉有异物梗塞感，咽之不下，咯之不出，或上下游走不定，或于某处固着不动，食欲不佳，时时泛恶，舌苔白润或滑，脉弦滑者方选半夏厚朴汤或启膈散加减，以疏肝解郁、理气化痰；肝郁气滞证见胸胁满闷或疼痛，或乳房及少腹胀痛，善太息，嗳噫频作，食纳呆滞，或咽中如物梗阻，吞吐不利，或见颈项瘿瘤，情志抑郁，腹部积聚，月经不调，甚或闭经，舌暗红或舌边尖微红，苔薄白，脉弦细者方选逍遥散或柴胡疏肝散加减，以疏肝解郁、行气散结；痰源于津液，赖气化以输布，饮食失节，情志失和或邪毒侵袭，皆可损伤肝脾，妨碍气化，影响津液之敷布，津停为痰，痰气交阻日久，因痰致瘀，舌暗有瘀，苔白厚，脉涩者方选清气化痰汤或通幽汤加减，以降逆化痰、行气散结；热邪煎熬津液而聚液生痰，或痰郁生热，热与痰相搏，有形之痰或无形之气阻于肺络气道，咽喉关窍有阻塞不通之感，吞吐不出，舌红苔黄厚，脉弦数者方选小陷胸汤或清金化痰汤加减，以清热化痰、行气散结。

针对此病，李师认为，梅核气病机总纲在于一个郁上，而有气滞成郁和心虚致郁之说，一个属实一个属虚，能涵盖临床常见的治疗方向，简便辨证可根据舌苔征象辨证施方，苔白厚腻者考虑气滞成郁，常喜用处方半夏厚朴汤加减，胸闷者加桔梗、瓜蒌、枳壳；痞闷纳呆者加藿香、郁金、木香砂仁；气逆重者加旋覆花、姜竹茹、浙贝母以行气解郁、化痰散结。苔薄白或少苔者只需选方甘麦大枣汤加减以养心补脾、解郁安神，适用于更年期妇人，脏燥表现为心血虚症之梅核气。

3. 逍遥散典故

逍遥散是脾胃常用方，一日，李师问徒弟："诸位可知逍遥散名字典故和源流？细读逍遥散的典故可知医理相通之道。"遂查阅书典，整理如下。逍遥散是宋代《太平惠民和剂局方》中的名方，该书记载逍遥散："治血虚劳倦，五心烦热，肢体疼痛，头目昏重，心忪颊赤，口燥咽干，发热盗汗，减食嗜卧，及血热相搏，月水不调，脐腹胀疼，寒热如疟。又疗室女血弱阴虚，营卫不和，痰咳潮热，肌羸弱，渐成骨蒸。"

逍遥散问世后在很长一段时间里一直是产后虚热的专方，明代以后应用不断扩展，由专治室女血弱产后血虚营卫不和，拓展为各类人群的相类似的症候状态。逍遥散的构方严谨，其主要病机肝郁与血虚又常是各科各种疾病的病理基础。故广泛应用于内、外、妇、儿、五官各科疑难病的治疗。本方作为调和肝脾的代表方剂，前人曾誉为"肝病第一良方"。有研究将本方源流概括为渊源于汉代，成方于宋代，充实于明清，发展于现代。

清代医学家王子接的《绛雪园古方选注》曰："逍遥，《说文》与'消摇'通。《庄子·逍遥游》注云：如阳动冰消，虽耗不竭其本，舟行水摇，虽动不伤其内，譬之于医，消散其气郁，摇动其血郁，皆无伤乎正气也。"比喻太阳出来后，冰雪融化，虽然冰消雪化但水气和水还存在，没有耗竭根本。舟行水摇，船在河里走，水拍打着船往前走。虽然船被水拍打而前进，但水不会伤到船的内部。两个比喻中所讲的冰雪融化及船只前进，都是强调这个过程当中不伤正气，不伤根本，所以说："譬之于医，消散其气郁，摇动其血郁，皆无伤乎正气也。"指服逍遥散能疏肝、理气、健脾、养血，都是针对气血，但也不伤其正气，逍遥散此方作用很平和，调和肝脾，消散气血之郁结而无损其本身，用之精神爽朗，逍遥自在，故名"逍遥"。又《黄帝内经》云："木郁达之"，遂其曲直之性，故名曰"逍遥"。临床广泛辩证加减运用于痞满、胁痛、胃脘痛、腹痛、鼓胀、胆胀、呃逆、腹泻、胸痹、经行腹痛，虚劳血热等证。

4. 方与药的君臣佐使

君臣佐使，原指君主、臣僚、僚佐、使者四种人分别起着不同的作用，四者地位主次有别，尊卑分明，通过上下级的协作，有序地治理国家，后来指中药处方中各味药的不同作用。《素问·至真要大论》曰："主病之谓君，佐君之谓臣，应臣之谓使。""君一臣二，制之小也。君二臣三佐五，制之中也。君一臣三佐九，制之大也。"组成方剂的药物可按其在方剂中所起的作用分为君药、臣药、佐药、使药，称之为君、臣、佐、使。君指方剂中针对主证起主要治疗作用的药物。臣指辅助君药治疗主证，或主要治疗兼证的药物。佐指配合君臣药治疗兼证，或抑制君臣药的毒性，或起反佐作用的药物。使指引导诸药直达病变部位，或调和诸药的药物。《神农本草经》有载："上药一百二十种为君，主养命；中药一百二十种为臣，主养性；下药一百二十种为佐使，主治病；用药须合君臣佐使。"

李师说："药之君臣佐使合而成方，方与方之间亦有君臣佐使。"即是说治病选用主方谓之君，主病机或主症用药谓之臣，协助增强臣药功效之治疗谓佐，和合之法谓使。《素问·标本病传论》曰："谨察间甚，以意调之。间者并行，甚者独行。"病情复杂时，应不同时机采取有针对性的治疗措施，或独治其标，或独治其本，解决疾病的关键所在，抓病机，辨证施法，顾症状，随症加减，配伍严谨，标本兼顾。如治疗一年老久病，气血虚弱兼外感寒邪内伤饮食，出现头疼身痛，痞满腹冷痛腿脚屈伸不利，纳差呃逆大便秘结之症，初看症状繁杂，从头到脚，治疗不知从何而起，但李师教导我们抽丝剥茧，辨证分析，目前患者最迫切，即当下所急所苦之症为何，此定为主症，此症之治疗方法当为君法。若当下最痛苦之症为头痛，今日可以针刺砭石之外治法为君方解其困苦，以发散表寒兼清补润下之方药为臣法，以腹部温灸温散里虚寒和温痛化瘀之中药局部熏洗浴足通利关节血脉为佐法，以脾胃养生操、摩腹法等导引之术为使法。择其痛苦之症选取目下能行之法，辨清主次，内服外治配合，扶正祛邪，整体考虑，病机复杂之症，顾及脾胃之生机，益徐徐图之。

5. 疳积总乎一方

李师言："疳积证治，无非虚实两端，有因虚致实，因实致虚，虚实夹杂者，总由一方加减统而施治。"李师喜用方：柴芍六君汤。此方出自《医宗金鉴》卷五十一，药物组成有：人参、白术（土炒）、茯苓、陈皮、半夏（姜制）、甘草（炙）、柴胡、白芍（炒）、钩藤钩，主治慢惊，脾虚肝旺，风痰盛者。师门有验案，柴胡辛开苦降，疏肝行气，白芍柔肝敛阴，合用调和肝之阴阳兼顾肝之体用为君。六君子汤益气健脾、燥湿和胃，钩钩藤祛风痰、开气闭、定惊悸，合而为方，大有疏肝理气、补脾和胃、醒脾消滞之效，加减得宜，疳积可除。

疳积患者若无肌肤甲错，手足筋急者可去钩藤钩。因乳食壅滞型疳积，证见精神烦躁，夜寐不安，纳呆，腹胀形瘦，腹痛，磨牙，毛发稀疏，手足心热，大便臭秽，小便混浊，舌苔厚腻，脉滑数者，治宜消积导滞，方用柴芍六君汤减柴芍减其升散之性，加麦芽、神曲之属增其化积之功；脾虚湿滞型疳积，证见面色萎黄，形体消瘦，发稀，厌食，腹大青筋，大便完谷不化，小便如米泔，舌淡苔腻，脉濡者，治宜益气理脾，方用柴芍六君汤减柴芍，加陈皮、姜半夏、苍术之品；气血两亏型疳积，证见精神萎靡，睡时露睛，食欲不振，便秘，形瘦羸弱，四肢不温，啼哭无力，口唇干燥，舌淡红少苔，脉沉细者，治宜益气养血、健脾和胃，方用柴芍六君汤去钩藤，加肉苁蓉、红枣、火麻仁、炙黄芪之品；脾胃气滞型疳积，证见腹部膨隆，胸闷痞塞，嗳气则舒，胁腹膨胀，痞块时隐时现，或游走不定，纳呆，磨牙，舌质暗红，苔薄白，脉弦细者，治宜疏肝理气，方用柴芍六君汤去钩藤，加砂仁、木香、香附、陈皮之品；宿食停滞型疳积，证见干噫食臭，嗳腐吞酸，脘腹满闷，矢气肠鸣，舌苔质地疏松，浮于舌面，厚腐而臭，纳差便溏，脉细滑而数者，方用柴芍六君汤去钩藤，加焦三仙、莱菔子、鸡内金之属重视消食导滞之功。

6. 固中以复气之升降

2015年11月12日晚，广西中医药大学精诚学社邀请李桂贤老师为全校师生做学术讲座，弟子也冒雨参加李师的讲座。跟师已近两年，曾经一度感觉对师父的学术思想已了然于胸，但每一次亲近学习都有新的收获，正如子曰：学而时习之不亦说乎。

晚上的讲座，弟子听进了一句话，李师讲："脾胃亏虚，当固补之，不可再用气药，固中以复气之升降。"大家都知道脾胃为气机升降之枢纽，为顺其性，或用升药后选降药，其法不一。先贤朱丹溪更是提出"升已而降，降已而升"的论断，言人体的气机处于升降失司状态时，单用升药（如柴胡、升麻、葛根），升清自然浊降，单用降药（如旋覆花、牛膝），降浊自然清升，此即气机往复之理。然固中何以复气之升降呢？弟子思"为医之法即是为人处事之法"，可以从李师的为人处事，以圆通医法，李师一直告诫弟子们："凡事当以和之，调解之。"固中的法门不正是如此吗？《黄帝内经》云：阴平阳秘，精神乃治。人体固有生生之法，有向愈之生机，关键使其阴阳平和，气血以平，而脾胃亏虚，当以固补，如斯健运，气机何愁不复！否则滥用升降引药，则虚之愈虚，气将或逆或陷或脱矣。

固中则气调，固中以复气机升降之性，让我想到了喷泉因有积蓄之势而现蓬勃的迸射之象，瀑布因藏纳了无退路而显飞流直下的勇气，这一切升降的运动都蕴势在那一个点，中焦脾胃不正是人体气机升降的这个势点吗？气机失常升降不复之病家该如何蕴势呢？法当固补中焦。

7. 疾病的向愈之机

《皇汉医学·医诫》有告："医有上工，有下工。对病欲愈，执方欲加者，谓之下工。临证察机，使药要和者，谓之上工。夫察机要和者，似迂而反捷。此贤者之所得，愚者之所失也。"此段道出了治病的关键在于审察病机，使药与病机相和，方不失为正法。然而怎么去把握病机呢？又怎么使药和合呢？李桂贤老师则认为越是复杂，越是精微，用药越见于平淡，所谓大道至简，大象无形。在临证察机之中，审察疾病向愈的趋势尤为重要，向愈趋势即是病机之所在，相反相成，互为因果。

在老师的问诊规矩中，有几个内容是必须要问的，其他症候或缺尚可，然而漏问了这几个内容则独独不可！就是必问胃纳、睡眠、二便的情况。《素问·平人气象论》云："平人之常气禀于胃，胃者平人之常气也，人无胃气曰逆，逆者死。"胃气关乎生死之机，故问诊之胃纳多少、食欲情况尤显关键。临证之疾以调胃为法，使胃纳佳，即是疾病的向愈之机。心主神明，亦为五脏六腑之大主，主不明则下不安，而养心以恬淡虚无、宁心安神为贵，睡眠的治疗提高了，心神的藏养就会好，能量蓄藏得好，日间心神之用必然好，所以夜寐安卧亦是疾病的向愈之机。李东垣《兰室秘藏·眼耳鼻门》所言："凡医者，不理脾胃及养血安神，治标不治本，是不明正理也"即是佐证。肾主开合，司二便，大便的质地成形了，小便通畅了，是不是意味着肾的先天之功正在恢复？肾为先天之本，本立而道生，故二便之通顺为疾病向愈之机。以上这三个症状表现即是治病疗疾之明灯，若临证症状复杂，一时难以兼顾，则可抓住这三个主症而审方调治，常有意想不到的收效！李师还告诉我们：临床上有一些重病的患者，舌苔多有地图之形，苔薄厚分布不均，左一块右一块的，这里也有一个向愈之机的观察方法。辨证施治，用药对症后，地图舌上原来少苔无苔的地方会慢慢长出舌苔，观察细微的医家会体会到这种长出来的新苔像是一块块不规则的小补丁补上去的，补丁者亦补其不足，修复机体，即体现了机体的向愈之机。临证察查，细致入微，必不可少。

8.借酸甘以化阴，借辛甘以化阳

酸甘化阴原指酸味与甘味药物的配伍应用，借以增强滋阴养血、生津补液的一种治法。而李师认为不仅仅是药物的配伍可以达到酸甘化阴的目的，若能借人体病理产物之性味，辅用相关药味，亦能参合而成酸甘化阴之旨，更能有效地消除病理产物以达到治病疗疾的目的，一举两得。如脾胃阴虚证见口中甘甜者，在辨证论治的前提下可以随症选用酸味之药，如投以白芍、乌梅、五味子或番木瓜等，使之与口内甘甜之味相互融合。酸亦能解口腻口甜之感（五味生克，酸能胜甘），酸与甘的碰撞正是阴之源泉，酸甘化阴则口甜自除，阴液得复。又如吐酸、反酸病类及胃脘灼热辣痛证属阴虚火旺者，投以沙参、麦冬、百合、石斛、天花粉或甘草等味甘之品，使之与机体产生的胃酸相互参合，酸甘化阴，养阴生津得以濡养五脏。

辛甘化阳原指辛味和甘味药配合以达到益阳助阳的作用。《素问·阴阳应象大论》曰："气味辛甘发散为阳。"如《伤寒论》中之桂枝甘草汤，方用桂枝、甘草二味，一辛一甘，温助心阳，用于治疗伤寒过汗导致的心阳虚之心悸胸痹。李师认为若能以人体病理状态及病理产物之性味，再参合或辛或甘之药，以辛甘化阳之法治疗阳虚之疾，不失为一个效用的法子。什么是辛的状态呢？凡恶心欲吐、厌恶油腻、辣热疼痛、劳累乏力、性情悲伤之症状皆属于辛，患者出现口辛舌辣，吐酸灼辣也属于辛味之病理产物范畴，故阳虚患者兼见症如上诉，不需全备，见一二处也算，可采用辛甘化阳之法以疗疾，常用药有红参、小茴香、饴糖、麦芽或炙甘草等味甘偏温之品。如脾胃阳虚证见口甘口甜口淡者，可选投桂枝尖、仙灵脾、高良姜或砂仁等味辛温之品，温脾散寒，此亦是辛甘化阳之法。

在临床上可根据病情与各药的归经、性味选择配伍。在具体运用酸甘化阴法时，尚须留意凉润与温润之分，并酌情参入苦味坚阴、苦温燥脾之品，以放化阴助湿滋腻；在具体运用辛甘化阳法时，亦须留意辛热与辛温之别，并酌情加入少许咸苦走泄之品反佐，以防化阳过而偏亢。

9.谨守病机，无失气宜

《素问·至真要大论》有云："审察病机，无失气宜，此之谓也。"朱丹溪有言：

"治病者必明天道地理，阴阳更胜，既曰不知年之所加，气之盛衰，虚实之所起，不可以为工矣。"弟子则认为此言在《黄帝内经》所论中具有提纲挈领的作用，为治病处方之精义，学者若能参透一二，足可为良医。

然病机者，错综复杂，何以审察？气宜者，变化无穷，何以无失？李师常告诫弟子："若能留心天地，体悟阴阳，则病机可察，气宜无失。"俗语有道：读经千遍，其义自现。而笔者认为，"读经千遍，不如临证一现"，因病机之察，虽曰既审；然治病之施，亦不可不详。

清明时节雨纷纷，路上行人欲断魂。清明多雨，而广西南宁的清明节就显得更加潮湿闷热了。《岭南卫生方》早有所载："濒海地卑，故阴湿之气常盛……阳气常泄，故四时放花，冬无霜雪，一岁之间，暑热过半。"由于回南天气候影响，故客淫多湿多火。一日笔者随师侍诊，一个上午 30 多个病患的舌相都是大同小异，这时师弟言语："世上恐怕难有两个人的体质是一样的吧？然怎么见这 30 多个患者的舌相如此相同？"李师见状说："病人体质不一，而舌苔如此相似等同，这是因为回南天的原因，舌苔厚白，布满舌面，厚腻故也，这个时候你是看不到舌质的。"回南天是华南地区对春冬之交一种天气现象的称呼，通常指每年春天时，气温开始回暖，而中国南海吹来的暖湿气流与中国北方南下的冷空气相遇，造成天气阴晴不定，非常潮湿，兼有小雨或大雾，空气中湿度开始回升的现象。师又言："回南天气候潮湿闷热，外湿热邪易客人身，客邪人身，舌苔现白厚之象，苔上偶见微微黄色浮象，此乃天地湿热客邪，此种舌苔就要与气候联系起来，比如下雨天亦或是回南之气候，此时病患苔相类似，邪必不久留，辨证不可专执迷于表象，但又不可忽略气候因素，《六元正纪大论》曰：'无失天信，无逆气宜'即是如此，又《五常政大论》言，'必先岁气，无伐天和'，此皆无失气宜之意。"听罢，弟子迷惑道："李师，此当何以辨证论治呢？"李师莞尔曰："舌苔主卫气，舌质主营血。舌苔的征象易受天地客气影响，经言'治病求本'，本于阴阳，此时之本可理解为舌质，望舌质，抓本质，标本相得，病愈可期。因舌面被客邪所蒙，不见舌质，然舌质反映疾病的根本，病家之舌质必不一一相似，可辨之。"大师姐感慨："《黄帝内经》有云'审察病机，无失气宜'，此病机不正是舌质嘛，气宜不就是舌苔的表现嘛！"诸师兄姐弟连连称是。

李师又道："无失天信，无失气宜不仅仅体现在治病处方的思路上，而且对于养生也有重要的指导意义。"《素问·四气调神大论》中早已言明，无失气宜对于调神养生的重要性。春、夏、秋、冬各三月各具天地当位正气，气宜不同，养生原则亦是各异，若当其时不行其事，勇者气行则已，怯者则著而为病也。故圣人不治已病治未病，不治已乱治未乱，前提也是无失天信，无失气宜。

李师嘱咐："客邪之气各有属性之归，必要无失气宜；治病处方各具证型，必要审察病机。"而对病机的审察，没有比《至真要大论》中病机十九条更详细了。欲疗病者，先察病机；欲察病机，必于十九条之中斡旋，此察机法门也。

《黄帝内经》是第一部冠以中华民族先祖"黄帝"之名的巨著，是中医现存成书中最早的一部医学典籍，是中医体系中生理学、病理学、诊断学、治疗原则和药物学的经典医学奠基巨著。其所言："谨守病机，各司其职，有者求之，无者求之，盛者责之，虚者责之，必先五胜，疏其血气，令其调达，而致和平。"为治病之大要。故临证施治，必要审察病机，无失气宜，阴阳平和，疾病可愈，疑难可期。

10. 久咳入肺络，当以络治络

"久咳入肺络"说为李师根据《素问·痹论》所言"其不痛不仁者，病久入深，荣卫之行涩，经络时疏，故不通，皮肤不营，故为不仁"和《灵枢·终始》谓"久病者，邪气入深"发挥而来，可见久病必深入，由荣卫至经络。《黄帝内经》云"（咳）关乎肺"，李师认为"久病各入其所主病之脏腑经络，如久咳即入肺络"，肺络是指存在于肺中的络脉，由肺中经脉支横别出，密布于肺内。久咳入肺络极易致瘀，此时若一味的宣肃肺气则效果不佳，咳嗽难愈。《素问·调经论》曰："病在血，调之络。"因肺主气，肺朝百脉，久病肺气衰败，气为血之帅，久咳入肺络即可理解为：久咳可谓肺病已深，宗气之失司可致络脉中血分之气衰败，无以行其温煦推动之功，而致肺络气滞血瘀，故谓之久咳入络，此时当治络。李师关于络病的用药是很有特色的，她喜欢以络治络。在治疗久咳之证时，根据辨证施方喜加一味通络入肺的药，如丝瓜络、路路通、肺形草，以其药物形质极像肺络之布散，取象比类，同气相求，以络治络，入络通络之功极强。她还擅于用虫药入络，如僵蚕、蝉蜕、地龙，化瘀通络，引经入肺，亦见良效。

11. 看瘀辨虚实

《素问·六节脏象论》曰："不知年之所加，气之盛衰，虚实之所起，不可以为工矣。"经文的原意是指，一位不明五运六气，不懂季节气候变化会给人体造成虚实病理改变的人，是不足以称职当医生的！初学时感觉经文似乎言之过重，然细细品味一番确实是如此。《素问·保命全形论》有云："人生于地，悬命于天，天地合气，命之曰人。"可知，人体是不能脱离外界环境的，外界环境的运动和变化为中医之五运六气，而运气的变化会直接或间接地影响人体的生理和病理，导致出现或多或少或重或轻的疾病，病与不病，病轻重之别关键在于承受运气之人身有强弱之别，可见气之盛衰虚实尤为重要。气无形无味，何以审察？所谓"有诸内必形诸外"，诸外之疾在人身必有迹可循，有象可见，中医舌脉即是察象寻机的不二法门。舌为心之苗，脾之外候，又手少阴之别系舌本，足少阴之脉挟舌本，足厥阴之脉络舌本，足太阴之脉连舌本、散舌下，脏腑病变可在舌相之中一览无余，故李师在临证察机之时，尤推崇舌相。

李师告诫学生："瘀为实证，又非纯为实证！"学生就会疑惑，瘀既然是一种病理产物，当然是属于实证了？！李师接着说道："瘀要辨虚实，不可纯作实治。有气虚血瘀者当益气化瘀，虚实兼治；有气滞血瘀者当行气化瘀，实则泻之。虚实之机在于舌质！舌质有瘀暗，瘀范围大如斑块，颜色浅者为因虚致实；瘀范围小如点刺，颜色深者为因实致实。"听完老师之言，学生们恍然大悟，不禁感叹病机审察须当如此之精妙！课本大多只讲到瘀之舌质暗紫，有瘀点瘀斑，并无如此细分，感叹临证方知审察病机不仅要有上观天文、下知地理的广阔胸襟，亦要有自己的一番小心思，留心生活细微之处，朔本求源，才能不犯虚虚实实之戒。

12. 口苦证治

口苦指口内有苦味，中医认为多由热蒸胆汁或胃热熏蒸、上溢所致。《灵枢·邪气脏府病形》曰："胆病者，善太息，口苦。"《素问·痿论》曰："肝气热，则胆泄，口苦。"热蒸胆汁或肝胆湿热，治以疏利肝胆，清热祛湿，方用龙胆泻肝汤以苦治苦；胃热熏蒸，治以清胃散降热升清；口苦为伤寒少阳病主证之一，《伤寒论·辨少阳病脉证并治》曰："少阳之为病，口苦咽干目眩也。"治宜和解，方用小柴胡汤加减。杂病亦多见此症，《景岳全书·杂证谟》谓："凡思虑劳倦色欲过度者，多有口苦舌燥，饮食无味之症，脾虚无以升清，胃不和无以降浊，治以升清降浊，方用升降散疏利气机。"李师认为，口苦一症，其人非整日受苦，故发生时段很重要。晨起口苦漱水后消失的，乃是宿食留滞所致，治以消食导滞，方选保和丸加减，或控制前夜食量，切忌暴饮暴食，醇酒厚味，方能口中安和；若是晨起口苦漱水后依旧，乃是气虚所致，晨间乃太阳初升，气虚则无以应初升之阳，清气不升所致津液不上承于口，故晨起口苦，治当益气升清为法，方选柴芍六君汤加减；若是午后或夜间口苦，不外阴虚、湿热二端，因午后属阴，湿为阴邪，故相印证，阴虚者虚则补之、湿热者实则泻之、淡渗疏利之。阴虚挟湿热最是难治，滋阴则助湿，祛湿则伤阴，互相矛盾。然治应分清主次，对证选方，病机选方，症状选药，此为纲要机眼，所选之方多有虚实兼顾，如甘露饮、滋水清肝饮之属，所用之药多为滋阴祛湿之品，如青蒿、泽泻、猪苓、阿胶、火炭母。

13.痢疾治验法——调气和血、消痈生肌

李师临证，提倡辨病与辨证相结合。辨病则包括了西医病名和中医病名，又可根据西医诊断之病名联系中医病名，再参入中医辨证之法，治起病来常常事半功倍！痢疾，宋以前有肠澼、赤白沃、热利、痢病、下痢、滞下等称，是以痢下赤白脓血，腹痛，里急后重为临床特征。主要病因是外感时邪疫毒，内伤饮食不洁。病位在肠，与脾胃有密切关系。病机为湿热、疫毒、寒湿结于肠腑，气血壅滞，脂膜血络受损，化为脓血，大肠传导失司，发为痢疾。痢疾相当于现代医学之炎症性肠病，临床常见溃疡性结肠炎和克罗恩病，均为非特异性慢性肠道炎症性疾病。其病变主要发生于结肠黏膜，表现以溃疡为主，溃疡性结肠炎多累及直肠逐步向远端结肠蔓延，克罗恩病可累及全消化道，为非连续性的结肠炎症。临床表现为腹泻、黏液脓血便、腹痛，体重减轻等，多呈反复发作的慢性病程。李师认为溃结（痢疾）的病机旨归无非在于气血，外感六淫侵入肠腑，壅滞肠膜，久而久之，脂膜受损而发痢疾，治痢之关键在于调气和血，所谓"调气则后重自除，

行血则便脓自愈"亦是如此;然肠腑脂膜破损发为溃疡,气血尤易壅滞,在组方用药中参入消痈生肌之法,溃疡愈合效果尤佳也。

14. 临证用药如为人品行

不管是中医爱好者,还是专业中医师,"开方用药"是中医里必备的一种治疗手段,可是中医用药,有凭经验的,有凭书本的,有凭师传的,面对同一个病,不同的中医肯定会有不同的处方,我们学中医的人就会感到非常杂乱,感觉无章法可循。怎么办呢?我们应该遵循"破除知障,乃与师契"的原则。有人就会问"我没有师承,怎么办呢?"而历来师承,有以亲炙,或以私淑。亲炙者,以跟师临证抄方、师父口传心授为法;私淑者,以圣贤传书为师,恭敬经典,感应圣贤心法,与之契合。

古人云:用药如用兵,在精不在多。用之得当,旗开得胜,药到病除;用之不当,损兵折将,贻误病情。临证用药,诚斯如也。而怎么用(兵)药,用什么(兵)药,是否关乎(为将)为医的性情与智慧呢?!答案是肯定的。弟子入李门,跟师授业,观李师治疗危重病证常以调气和中之法,处以平淡无奇之药,如肝硬化者,用药有牡蛎、醋鳖甲、柴胡、木蝴蝶、白术、白芍之类;又有癌症病者,用药有柴胡、木蝴蝶、白术、白芍、茯苓、海螵蛸、麦芽、六神曲之属,甚至会出现异病同药的现象。弟子问李师:"病以如此之重,师为何还处以如此平淡常常之药呢?为何用药如治轻证一般?"李师微微一笑:"我们中医不是完全的经验医学,不是一遇到癥瘕积聚的就处方鳖甲煎丸,不是一碰到虚劳羸瘦的就处方薯蓣丸、无比山药丸之类的,中医也不是完全的方证对应啊!"弟子更加疑惑:"辨证论治不是方证对应吗?""问得好!"李师喟然称赞,"方证对应已经是中医处方治病的高明法则了!然而辨证论治,辨的是证,论的却不是方,而是理法。"怎么理解这个理法呢?孔子教育学生有言"法乎其上,得乎其中"。这个法就是中医的法,就是为医处事的法。中医法乎阴阳,贵在阴平阳秘;为医处事法乎中正平和,贵在中庸之道。弟子观其李师为人中正平和,不偏不倚,和蔼可亲,平淡朴实,深受弟子和患者的爱戴与欢迎,中医讲"有诸内必形诸外",不单讲的是病象发微,更关乎品行,有怎样的品质就会显现出怎样的行为,为医法度与用药法门也是如此啊!用最平淡的药，用清灵和气的药，纠正人体之偏，以恢复人身自愈机制，医圣"阴阳自和，病必自愈"所言非虚。

李师曾告诫弟子"治病处方，以阴阳平和为旨，以气血通调为贵"。正因遵循此法，由内（心性品行）而发（用药之法），内外和合，阴（品行又为阴）阳（用药又为阳）自和，临证疗效非凡。李师的医法用药正如其中正平和的品行，以中正平和之心处以平和朴实之药，慎用毒药猛药攻邪，以平调为主，喜用之药以《神农本草经》中上品居多，下品者寥寥无几。由此观之，学徒跟师学习，首在传习师父的为人品格，有其内涵品格，方可显现中医的美，方能传承师的学术。想必古人讲的"破除知障，乃与师契"就是如此吧？

15. 内外之治，所异者法也

读书有偶得之喜！尤记当年我实习进的第一个科室是针灸科，某晨科室病例讨论"蛇串疮（带状疱疹）"的治法，病人舌红苔黄腻，住院医投以龙胆泻肝清热之剂，似有对症，然投药后症状加重，讨论中科室何主任批判道："治疗此类病，只可温以行之，艾灸有奇效，若以清热利湿法，贻害无穷为庸医也。"我记下了主任的教导。尔后我轮转外五科，此科多疮疡痈病，以其痈多发热，舌脉亦见热象，医师难免遵热者寒之法旨，投之则未见半分疗效，反而加甚，科室的张主任对其大批特批，言：这些会发热的疮疡大多是因寒所致。以《黄帝内经》云：（疮疡）寒为渣，郁乃痤。寒邪郁遏肌肤，营卫不和，卫主卫外留滞于皮肤而发热，此病多寒热错杂！

正如读书至《灵枢·痈疽》所言"营卫稽留于经脉之中，则血泣而不行，不行则卫气从之而不通，壅遏而不得行，故热。大热不止，热胜则肉腐，肉腐则为脓"，此类病证乃是寒邪郁遏肌肤，营卫阻滞，卫气与寒邪相争，郁而发热发红所致，内治之理宜调和营卫，如桂枝汤或托里消毒饮加味温宣托里，透寒外达；外治之理宜寒温并行，以三黄散加苍耳叶、艾叶、十大功劳等份适量外敷。内治之立法与外治之立法迥异。

16. 疲劳伤脾，脾劳伤脾

孙思邈有言："肝劳病者，补心气以益之，心旺则感于肝矣。人逆春气，则少阳不生，而肝气内变。顺之则生，逆之则死；顺之则治，逆之则乱。反顺为逆，是谓关格，病则生矣。"方时读罢，想到肝脾关系之密切，回忆一案，跟师临证有一位患者，年四十有余，为沙场包工头，烈日下亦劳作不时，某日突发两胁刺痛难忍，故去医院体检，乃得知脾大，几番医治无果，有行手术之备。某天得同乡介绍李桂贤医生治此有良方，遂来求诊。

《脾胃论》曰："形体劳役则脾病，惟当以辛甘温之剂，补其中而升其阳。"师父言："此疲劳伤脾。以"疲"通"脾"也。辛甘之剂，过于燥烈，不宜用之，唯以清轻平和之剂，调气和中，疏其肝气，和其脾络。"调气和中散为李师自拟效验方，由柴胡、白芍、白术、木蝴蝶、苏梗、牛膝、茯苓、海螵蛸等药组方而成，柴胡、白芍枢转气机，调理肝脾；白术、茯苓健脾安神；木蝴蝶疏肝和胃；苏梗、牛膝升降气机，调气和中；海螵蛸制酸和胃，固气和中。诸药合用，共奏疏肝和胃、通调气机、调气和中之功。师处以调气和中散加减治疗，效果立竿见影，调治整整半年后，地图舌收合大半，B超前后对比，脾肿大已消去一个拳头大小的面积。

《素问》有云："邪气客于身也，以胜相加。"然肝又为罢极之本，肝应木而胜脾土，邪劳客于身也，以胜相加，则脾劳矣。弟子有感于李师的治病立法，或曰："脾劳病者，疏肝气以调之，肝疏则感于脾矣。脾调中立，枢机以合，病必自愈。"《金匮要略》之"夫治未病者，见肝之病，知肝传脾，当先实脾，四季脾旺不受邪。"即是明证。

17. 气机失调，中焦不和是脾胃病的主要病机

脾胃为气机升降之枢纽，脾胃升降失序是中州气机运行的主要病理变化。"清气在下，则生飧泄；浊气在上，则生瞋胀。"在正常生理情况下，脾升胃降有序，升清降浊平和。一旦脾胃这种相对平衡失常，便会导致气机逆乱，变证由生。东垣有言："脾胃之气既伤，而元气亦不能充，而诸病之所由生。"方隅更曰："脾胃一虚，则脏腑无所禀受，百废无所交通，气血无所荣养而为诸病。"

18. 气虚发热，血虚之端，黄芪桂枝五物汤主之

一老者，男，79岁，言其有中风后遗症，2年前突发中风，头晕，右侧肢体不利，后用中药治疗，症状好转。然近3月来，反复发热，曾用西医及中医药治疗，未有效验，遂求诊于李师。刻下证见：发热，峰值高达39.5℃，午后明显，神疲倦怠，四肢乏力，半身不遂，不欲饮食，头晕欲吐，夜寐不安，大便溏薄，日解3次，小便尚调，查其舌脉：舌质暗淡，边有齿痕，舌苔白厚，脉象细弱。患者复诊，诸证好转。弟子见李师书写病例，师辨证其为"气虚发热"，然处以黄芪桂枝五物汤，故好奇问之。李师答言："患者气虚发热，舍补中益气汤而选黄芪桂枝五物汤，是因其非有气虚一证，更兼有中风痰瘀之瘕，经言'正气存内，邪不可干'，由此可知中风多以气虚卫外不固所致。黄芪桂枝五物汤在血痹可治，在气虚发热亦可治也。"

言罢，弟子豁然开朗。气虚发热乃由李东垣提出，其在《内外伤辨惑论》中言道："若饮食失节，寒温不适，脾胃受伤；喜怒忧恐，劳役过度，损耗元气，脾胃虚衰，元气不足，而心火独盛。心火者，阴火也，起于下焦，其系于心，心不主令，相火代之；相火，下焦包络之火，元气之贼也。"可见脾胃之气不足责之于饮食不节、寒热不调、七情内伤、劳倦过度等等，这些因素皆能损伤脾胃。脾胃为元气之本，脾胃得健则元气盛，元气盛则病无从生。脾胃之气虚弱，水谷不运，不能化生精微，导致气血生化乏源，致元气不足（《脾胃论》曰："真气又名元气，乃先身生之精气也，非胃气不能滋之。"）、营血亏虚、心无所养，不能制约心火，导致心火独盛变为壮火，而引起发热。

由此看来气虚发热并不是单纯的由气虚所引起，还包含了血虚，多有兼夹证，这就关乎一个先后次第的问题了，可以说气虚为主证，血虚为次证。怎么理解呢？因脾胃为气血生化之源，脾胃气虚，水谷不化，则营血生化乏源，而致血虚；血虚亦可导致发热，前贤有说：血能载气，血中含阳。因血性属阴，气和阳只有以阴血为载体而不至于脱散，但是当阴血亏虚，阴不能维系阳的时候，阳就会浮散于外而出现发热。综上所言，气虚发热，往往夹有血虚之证。《金匮要略》曰："血痹，阴阳俱微，寸口关上微，尺中小紧，外证身体不仁，如风痹状，黄芪桂枝五

物汤主之。"论言中的血痹"阴阳俱微",指出了血痹病有阴和阳两个层面的不足,《素问·痹论》有曰:"营气虚,则不仁。"故阴的层面不足可以表现为营血的虚弱和阴血的亏虚。经又言"风寒湿三气杂至,合而为痹也",人体阳气充足,尚可抵御外邪,邪之所凑,其气必虚,由此可知血痹在阳的层面上不足可以体现在阳气的虚弱。

气虚则外邪贼风乘虚而入,阻滞经脉;脾胃气虚则营血生化乏源,阴血亏虚而发热,故以益气温经,和血通痹,甘温除热为法,方选黄芪桂枝五物汤。

19. 秋瓜坏肚

进入秋天后,天气逐渐转凉,李师经常提醒我们,此时不要过食凉性食物,如瓜类:西瓜、香瓜、哈密瓜等,以免损伤脾胃。

尤其夏季刚过,人的脾胃受炎热天气影响,功能较弱,还未完全恢复,因此刚刚入秋养好脾胃很重要。此时人体阳气虚浮于外而胃脘中虚,像瓜类蔬菜黄瓜、丝瓜、苦瓜、冬瓜等食用都要适量。因为瓜类多属凉性食物,脾胃虚弱的人如老人、孩子更要少食为好。老百姓讲,"秋瓜坏肚"也就是这道理。

李师建议,秋天干燥易便秘,多食富含膳食纤维的食物。如地瓜、白菜、芹菜、豆芽、香菇、海带、紫菜、卷心菜、胡萝卜、魔芋等。而辛辣食物也会加重便秘,所以要少食。坚果类食物可润肠通便,可常吃五仁和蜂蜜,如杏仁、芝麻仁、核桃仁、松子仁、麻子仁等。要多喝水,清晨5~7时是大肠经值的时候,此时喝一杯水可促进大便通畅。另外,李师透露喝蜂蜜的一个小窍门,大便溏烂泄泻者用热开水烫蜂蜜服用即有止泻的作用,便秘者用温水或凉白开冲蜂蜜服用方有润肠通便之功。

20. 祛湿首在健脾

夏秋之交或初秋未有凉意,天气尚酷热难耐,秋来而伏不去,老百姓常讲的"秋老虎"就是在描述此季这般炎热的气象。中医认为一年分五季,即春、夏、长夏、秋、冬,五季各主五气,即风、暑、湿、燥、寒,这个长夏在一定意义上可以等同于老百姓所讲的"秋老虎"之季。长夏暑未退尽而湿由生,此时的养生重在祛湿养脾胃，因天上有烈日，地上多水湿，湿热交蒸，合而为湿热邪气。这时调养脾胃，既是对夏季损耗的弥补，也是冬季贮存体能、积蓄能量的需要。

中医常说："千寒易去，一湿难除"，南方人对这点深有体会。湿是六大致病因素之一，每当人们感到体胖痰多，舌苔厚腻，腹部赘肉，下肢水肿，大便不成形，精神困倦的时候，不用怀疑，这就是体内湿气重的表现。

岭南地区百姓非常重视祛湿，也很爱吃红豆薏米来祛湿。而李师认为祛湿前应当先辨别体质，否则方法不当不仅祛不了湿，反而可能会适得其反损害健康。例如薏苡仁、红豆，祛湿效果其实比较一般，体质虚寒的人更不宜过多食用。因为红豆性属微寒，薏苡仁性凉，寒凉的药物会影响气的运行。另外，炒过的薏苡仁才能健脾，因为炒用能够减轻它的寒性，但红豆健脾的作用微乎其微。中医里的红豆指的是赤小豆，赤小豆和红豆是有区别的。有些人喝了寒凉的薏米赤小豆，表面上湿气热气压下去了，症状减轻，但实际上却把脾给伤了。大家都知道，寒凉的食物药物会损伤阳气，所以这些人对湿气的抵抗能力会变得越来越弱，如此祛湿不当则会损耗脾阳，表现出一派畏寒怕冷之象。

李师认为，去湿气先健脾！祛湿的根源在于健脾，脾有运化水湿的功能，当脾虚后，最常见的症状就是湿的代谢失调，也就是说湿气代谢不出，留滞体内，形成湿邪而致病。《素问·脉要精微论》曰："饮入于胃，游溢精气，上输于脾，脾气散精，上归于肺，通调水道，下输膀胱，水精四布，五经并行。"又"脾主为胃行其津液"，湿由饮而化，当脾失健运，则津液停滞，脾不升清，肺失宣肃，则水道失调，膀胱气化不利，则津液何以出行？是知祛湿当以健脾为先，次在宣肺；而后可调膀胱之气化，津液则能出矣，古人所讲"治湿不利小便，非其治也"亦是此理。

21.善治者，唯在调和脾胃而已

李东垣有言："善治者，唯在调和脾胃而已。"周慎斋继承李氏学说，认为"诸病不已，必寻到脾胃之中，方无一失"。李周二贤皆指出了调护脾胃在治病疗疾中的关键作用。五脏六腑各自有病，重在调和脾胃，又脾胃有病，除治本脏外，亦须注意调治他脏，因脾胃纳运有赖于他脏的协调和促进，他脏有病，亦可累及脾胃。五脏失和，脾胃难安；四方充足，脾胃受益，故调五脏，唯在调和脾胃为先，仲景先师所言"四季脾旺而不受邪"即是明证。

因人生之后则以脾胃为本，一些病诸如之虚证，无论气血不足，脏腑虚损，津液耗伤，精气亏乏等，治之首宜通补脾胃；又如实证，或有脾胃虚弱，运化无力，气血阻滞、痰浊内生，阻滞经络，因虚致实，亦或饮食入胃，实邪浊毒趁机宿客脾胃，久而累及他脏等，治之首宜通调脾胃。李师尊古而不泥古，认为治病疗疾首辨虚实，并时常告诫弟子"治实不宜峻攻，补虚切忌滋腻，唯在调和脾胃而已"。峻攻伤正，滋腻碍脾，脾胃为气机升降的枢纽，通过调理脾胃气机，气机通调，气能行能散，通过气机的周流，实邪实浊渐能消散；通过运化脾胃，以通为贵，以运为补，虚证可疗。

中医不传之秘，在于剂量之奥，更是在于掌握用药之分寸，分清虚实，酌情消补。若虚多实少，当补重于消；实多虚少，则消重于补。在用药的剂量上，亦当轻灵流通为宜，宁可再剂，不可重剂。凡虚证、实证、虚实夹杂之病证，均宜调和脾胃，消补适当，随证化裁，可得桴鼓之效。

22. 湿烧浅论

临床上有一种发热缠绵难愈，若投以清热则热势愈重，若以和解少阳为法，投以柴胡之剂，热势亦不见稍减！这种发热好发于夏秋，寒冬亦发，证见发热，午后明显，困倦乏力，头晕，苔厚腻，脉象濡等一派湿浊之象，老师称此种发热为"湿烧"，湿郁肌表，郁而发热，若一味输液退热，则越输越热，以液从湿，故此热当以祛湿为法，湿去则热退。李师经验，寒冬之季，多发寒湿；夏秋之时，易发湿热；夏秋湿烧多以新加香薷饮化裁，加木蝴蝶、薄荷宣透之品；寒冬湿烧多用甘露消毒丹去茵陈、木通、黄芩、连翘、射干，加苍术、仙灵脾温化之属。

23. 调气的法门——审脏形，调虚实

每每跟师临证，李师诊病尤精，然时速尤慢，弟子戏言："师父，您看其他医生一个上午都能看60多个病患了，您看您只能看25个左右。"李师严肃不语，师姐则言："师父诊病，重在望问切诊，又顾护病患精神心理，故而慢了下来。"听言，李师笑曰："我们内科如单靠中药治疗一般效果不会有神效，如果我们医者把病患

的神调动起来了，那么治疗起来就会事半功倍，此内经所谓'精神不治，志意不进，病难由也'。"大师姐道："师治病立法，以调气和中为贵，通过调和脏腑气机，恢复人体阴阳，使之平和，气血以平，骨正筋肉，病必自愈，根据'以脾胃为本，顺其脏腑之性，调其气之逆顺'的治病立法原则，指导于临床实践中，每有奇效。"

《黄帝内经》云："百病生于气也。"张介宾注："气之在人，和则为正气，不和则为邪气。凡表里虚实，逆顺缓急，无不因气而至，故百病皆生于气。"由此可知，气机失调是导致疾病的根本因素，故治疗百病当以调气为要。

然何以调其气？审察五脏病形，知其气之虚实，谨道如法。而怎么去审察五脏病形，我们还要投入到经典中去！《黄帝内经》云："肝藏血，血舍魂，肝气虚则恐，实则怒。脾藏营，营舍意，脾气虚则四肢不用，五脏不安，实则腹胀，泾溲不利。心藏脉，脉舍神，心气虚则悲，实则笑不休。肺藏气，气舍魄，肺气虚则鼻塞不利少气，实则喘喝，胸盈仰息。肾藏精，精舍志，肾气虚则厥，实则胀。"故审五脏之病形，定其气之虚实，虚则补之，实则泻之，可以为法。

然气之升降出入，无所不至，何以调气之虚实，足乎完备？众所周知，人身为病，气之所生，有内外之由，在外则有六气之侵（六气者，风寒暑湿燥火也），在内则有九气之乱（九气者，怒喜悲恐寒炅惊劳思也）。《黄帝内经》云：邪气盛则实，精气夺则虚。邪气盛衰是相对于机体正气而言的，此消彼长，如人体正气虚弱，则六气相对亢盛转为六淫邪气客于人身；正气存内，邪自不可干，然六邪亢盛无阻、疫毒肆无忌惮亦可致病。人之情志，怒则气上，喜则气缓，悲则气消，恐则气下，寒则气收，炅则气泄，惊则气乱，劳则气耗，思则气结，气之缓急逆顺亦可影响脏腑的生理功能。故六气之侵，九气之乱，不外虚实两端；调气之法，贵在气之由来。

治疾在于察脏腑之病形，明气之虚实之所起，虚实补泻，随其逆顺，此调气要旨。同时还应保养精神，益气全形，形与神俱，尽终天年，使气不上不下，不缓不消，不收不泄，不结不乱，从而使气机升降出入有序，归于平衡，以达到《至真要大论》"谨察阴阳所在而调之，以平为期"的和合境界。

弟子豁然开朗，师父诊病之精，原来关乎审察脏形，调气之虚实。

24. 调肾气和脾胃，耳鸣不息而自息

《灵枢·脉度》中说："肾气通于耳，肾和则能闻五音矣，五脏不和则七窍不通。"肾主骨生髓，耳窍赖髓所养，髓为肾之精气所化，肾精充足，则髓海充盈，肾精亏虚，则髓海空虚，听觉受累，即《灵枢·海论》所言：髓海不足，则脑转耳鸣。可见肾精亏虚是耳鸣耳聋的证机之一，然而临证有见医家施以大量补肾填精之品治疗，此法亦是疗效有限，何以如此？从《灵枢·脉度》篇中我们可以审察言之"肾气不和则耳鸣"，肾者主水，受五脏六腑之精而藏之，精能食（饲）气，然五脏皆禀气于胃，脾胃所化生的精微充养于五脏六腑，注其精微于脏腑诸窍，诸窍始能司命，乃能言肾气和则耳聪，肝气和则目明，心脾气和则口味香，肺气和则鼻窍通利。是故，脾胃不和则五脏之气皆不和，故见各脏腑所主之窍。李师告："补肾精不如调肾气，肾气和合，气化有常，肾精自有化源；耳鸣证治，兼以和脾胃，脾胃和则窍通利。两法杂糅以用，耳鸣不息而自息也。"

25. 胃不和则卧不安，治当疏肝和胃为先

一日门诊来一老妇，65岁。诉春节过后，即出现夜寐不安，虚烦不寐，伴有胃脘胀满，无论饥饿饱食胀满之症依然，情绪急躁时明显，纳食尚可，二便尚调，查其舌脉：舌质淡红，舌苔厚白，脉象弦细。李师问及："此证当何以辨证施治？"弟子守当其冲："内经早已告诉我们失眠的病机在于阳不入阴，故可用半夏秫米汤引阳入阴。"蒙师姐则言："内经亦有道胃不和则卧不安也，况此患者亦有胃脘胀满一症，法当健脾和胃为先呐。余尊东垣补土之学，曾运用六君子汤治愈失眠一例。"李师呵呵笑称："小蒙的思路很接近啦！至于天彬的半夏秫米汤亦未必不可，只是今之秫米难精，患者于春节多食肥甘厚味，痰湿内生，阻滞肠胃，升降不调，脾胃不和，则卧不安矣，治当健脾和胃，而和胃必先疏肝。"

《灵枢·口问》云："阳气尽，阴气盛，则目瞑；阴气尽而阳气盛则寤矣。"阳气盛，卫气行，则夜寐不安，秫米尚有温阳之功，用之有助阳行卫之弊，亦不可用于痰湿郁热之证，恐犯实实之戒。李师取疏肝和胃为大法，方选柴芍六君汤加味牡丹皮处以3剂，方中柴胡、白芍疏肝以和胃，六君之意健脾化湿，牡丹皮防

六君温运太过以调和阴阳。

尔后，患者复诊言睡眠已能安卧，胃胀缓解，复诊处方，以期尽愈。

26. 无虚不成疳，无滞不成积

师说："无虚不成疳，无滞不成积。"然疳积的由来，总不离脾胃，疳积之名，又实为两证。疳证总由脾气虚弱，运化失常，脾不主为胃行其津液，气液耗损，导致全身虚羸或消瘦，面黄发枯，精神萎靡或烦躁；积证有大类，有"乳积、气积、食积、惊积、虫积"等名，大抵由滞所生，滞者阻隔不通之意，有因哺乳失调或饮食不节致脾土受损，运化失常，停积于中脘，抑或外感风寒，寒气留腹，有因小儿夜惊，惊则气乱无所依附，肝木抑制失于调达，脾胃气机升降失常，此肝木乘脾之惊积；有虫积者，多因饮食不洁，食入带有虫卵或虫体的食物而引起，以饮食异常、脐腹疼痛、面黄肌瘦、面有虫斑为主要表现的常见病证。

虚者，脾气虚也，脾虚失运，不主为胃行其津液，气液两虚，形体消瘦而成疳者，又有因恣食肥甘厚腻所致者。滞者不通不运也，犹交通阻滞，有中焦受纳不运成积者；气机不畅，肝木抑郁，中焦脾土受肝木乘侮而成积；又有因虫而积者。故"无虚不成疳，无滞不成积"之说，由此豁然而来。因疳证、积证常合并出现，临床证候多有想夹等同，故常合二证称之一名。

27. "五更泻"不全为肾泻说

五更泻，又名鸡鸣泄、肾泄，中医病症，最早记载见《张氏医通·大小府门》，历代医家认为五更泻的病因不外乎是肾阳不足、命门火衰、阴寒内盛，甚少发挥。余跟师李师，门诊中有于五更、六更泄泻不少者，见师以调理肝脾的方子临证，每有获效，疑问之："患者黎明泄泻，四肢欠温，证候不正是五更泻的范畴吗？然见李师从未加之四神丸类补肾方药，却有奇效，何以释之？"李师反问道："患者黎明泄泻聚集在哪个时间段呢？泄泻之中又有何不适呢？这是需要你们思考的问题。"师弟凑过来私语："不是发生在五更就是六更呀。"弟子说："恩恩。五更泻为五更鸡鸣作泻，粪质水样清晰，常伴腰膝酸软，而我们遇到的患者除了以上"五更"症状外，还有腹痛啊！"李师听罢，会心笑言："对，对。我们的这几位患者虽黎明泄泻，症似五更泻却非五更泻，实为肝脾作泄矣。"弟子紧接着问："怎么说呢？"李师道：《景岳全书》有载'泄泻之本，无不由于脾胃'，然肝病亦可致晨泄者，五、六更为寅卯之时，以寅卯属木，木气旺乘势脾土，何以未有鸡鸣泄也？""哦哦"，弟子接问："五更泻与肝脾泄在时间上几乎一致，然何以区别？"李师语重心长地说："肾泻（五更泻）是由命门火衰而无抑郁之气，肾者胃关，故肾泻其势多暴注而不痛；肝病而木旺克土，木气抑郁，气滞而痛，故肝脾作泄多痛而不暴注。"

临证察机，必观象于自然，把握时令节气，始可准确对证处方，《黄帝内经》云"谨察病机，无失气宜"亦是同理。李师常常告诫弟子：临证病患，多有清晨即欲大便，而后又可于餐后或情志失调时再大便，如无明显肾阳虚衰的表现，就不可责之于肾阳虚，应按肝旺脾虚来处理。当然也可两者兼有，时温肾与抑肝扶脾同用，亦有效验。

28. 五脏六腑各有气机升降而以脾胃为本

《六微旨大论》曰："出入废则神机化灭，升降息则气立孤危。"可见中国古人对人体气机的升降出入的作用非常重视，它关系到人的生命与人的心理和生理运动。如果没有了气机的运动，人的生命与生理活动也就不存在了，人之所以有生命与生理活动，就是因为有了气机的升降出入。

《灵枢·阴阳系日月》曰："腰以上为天，腰以下为地。天为阳，地为阴。"五脏为阴属地气，六腑为阳属天气。地气上为云，天气下为雨，此天地交感也。交感必合二气，则化自生，生生之气具矣。李师尚言："以天地而言，五脏以升、出为健；六腑以降、入为顺，而独以中焦各具其性。"何以如此？因五脏属阴，六腑属阳，五脏阴居禀地气在下，六腑阳浮受天气在上，《黄帝内经》云"阳在外，阴之使也；阴在内，阳之守也"，故只有上下交感，出入相因，阴阳交感和合，才不使阴阳离决，生生之气俱失。"但于人身而言，五脏与六腑又各自具升降出入之性。"如心肺居上，属清阳之天，肝肾居下，属浊阴之地，天地交感，阴阳和合，故心肺宜降宜入，药可沉香杏仁之属；肝肾宜升宜出，药选柴胡桂枝之类。而肠腑以通降下出为宜，厚朴牛膝是也；胆禀春生之气故宜升宜出以顺其势，升麻葛根为佳；膀胱为州都之官主疏通水道，故以降为出以助其力，车前茅根为优；三焦为气道为气机运行的道路，故主全升降出入，香附以为相因；脾胃主中州，为清浊共处之所。古人将东、西、南、北、中央，分别和五脏相配合。将脾列为"中央"，土是生化万物的，脾主运化，把消化吸收的水谷精微输送到其他脏腑器官、四肢百骸，所谓"脾居中央，灌溉四旁"，为促进生长发育、维持人体机能和代谢的需要。又脾胃为气机升降之枢纽，脾升得健，胃降而和，合砂仁木香之辈为先，使之升降有序，清气升，浊气降，清浊分明，天清地朗，生化有序，故能生长化收藏，终而复始，生生之气俱矣。

人受天地之气而生，故一身之升降浮沉，即造化生生不息之机。《五常政大论》有言：根于中者，命曰神机，神去则机息。故五脏六腑各具气机升降出入，而以脾胃为本。是因脾胃为气机运行之轴，神机之根，脾胃健运，气机出入有序，升降相因，使阴阳交感和合，疾病自愈，始可保生长全。

29. 学中医，悟中医

中医是一门很大的学问，谈起中医，弟子更是无从入手，然而学中医的人都知道，中医需要悟性。悟性这个词，我们并不陌生。从出生记事起我们时常会听到大人们这样的评价：某家某家的小孩就是灵气。我的父母也不例外，但是每当他们提起时，我就会从心底里感到自己的渺小，甚至责怪自己的愚笨，疑惑悟性是与生俱来的吗？这个答案直到弟子跟师父临证两年后，才肯定悟性这个东西完全可以靠后天培养。

弟子于2014年拜师李桂贤门下，当时正读大二，弟子利用课余时间跑去中医院跟师门诊。由于基础薄弱，加之对门诊的人事一无所知，故弟子跟师是战战兢兢、如履薄冰。每来一位病患，师父每处一个方，每加一味药，我都克勤地记录于笔记本上。时间一久，师父笑着言道："我们中医不是经验医学啊！方有理法、药有性味犹医者性情，故医者性情不同，选方用药也是有区别的，然不离一也，一者阴阳也。"听闻师语，懵懵懂懂，不敢做声，谨道行之。李师是位慈祥的家师，又是一位慈悲的医者，故很受学生和病友的欢迎，我也不例外毫无保留的喜欢师父，只要一有时间决不能错过师父的门诊。就这样年复一年，弟子似有所学，于临证中，弟子先师父所想，拟方处药与师甚和。

有一天，师姐打趣道："师弟，李师是不是私下传授了秘籍给你呀？"我哈哈大笑："秘籍有的有的，那就是要破除知障，乃与师契。"何以解？就是要放下自我，让自己足够放空，才能进入师父的境界，与师父的思想和合。《易经》有曰："易，无思也无为也，寂然不动，感而遂通天下。"中医管这叫感通，感师父之所想，通师父之理法，如此即入中医之门径——悟性。古人拜师学艺，为什么头三年弟子要与师父同居同修呢，就是为了亲近师父，从而达到感通的境界，这也是悟性的由来。

《黄帝内经》里这样描述我们的神，经曰：神乎神，耳不闻。目明心开而志先，慧然独觉，口弗能言，俱视独见，象若昏，昭然独明，若风吹云，故曰神。对于神的领悟，是莫可名状的，它需要我们静下心来明心体觉，慧然独悟。我们读经典也是，只要你以经典为师，恭敬圣贤，乃与师契，就不难一闻千悟了。《景德传灯录》曰："得大总持，一闻千悟。"这里的这个总持法门也是和感通的功夫相通的，关键在于破除自己的知障，放下自我，乃与师和。

30. 阴虚怕冷

阴阳五行，参伍错杂，迭相为用，阳虚恶寒，阴虚发热，乃常理也，众人悉知。弟子尝思历代明医，回骸起死，祛邪愈疾，非曰生而知之，必也祖述前圣之经，探微索隐，得其旨趣，李师法古参今，提出阴虚怕冷发生转归在营卫之气，根本在脾肾阴亏，治以"补肾育阴"、"滋养脾阴"、"清热和营"、"调气和卫"为大法，运用疑难杂症，每获其效，未不惊叹。弟子得李师传道授业，受益匪浅，兹将其学术思想解析如下，以飨同仁。

（1）亢害承制，火极似水

《素问·六微旨大论》云："亢则害，承乃制，制则生化。外列盛衰，害则败乱，生化大病。"张介宾注曰："亢者，盛之极也。制者，因其极而抑之也。盖阴阳五行之道，亢极则乖，而强弱相残矣。"可见凡有偏胜则必有偏衰，使强无所制，则乖乱日甚。

自《黄帝内经》首倡"亢害承制"理论后，历代医家在继承的基础上均有所发挥，而以易水学派开山祖师刘完素阐发为详。刘河间在《素问玄机原病式》中从"亢极反兼胜己之化"角度对"亢害承制"理论进行了更为详尽的解释和阐发，他认为"所谓木极似金，金极似火，火极似水，水极似土，土极似木者也"。其中火极似水结合《素问·阴阳应象大论》中"寒极生热，热极生寒"其意自现，故《经》曰：亢则害，承乃制。谓己亢过极反兼胜己之化也。刘又举例说明："病热过极而反出五液，或为战栗而寒，反兼水化制之也。"《素问玄机原病式·寒类》特别对于火热病证，刘氏再三强调必须注意"火极似水"病候的辨识，如"利色黑，亦言为热者，由火热过极，则反兼水化制之，故色黑。"今之众人，俗之未知，认似作是，以阳为阴，失其意也。

火极似水，何以明之？《证治汇补》有载："气从左边起者，肝火也；气从脐下起者，阴火也；气从涌泉穴起者，虚之甚也。要知上升之气，自肝而出，中挟相火，自觉冷者，非真冷也，乃火极似水耳。"诸此立论，无不揭示脏腑寒热虚实，盛衰之亢极，反兼胜己之化，阴精虚甚，相火亢盛，火极似水，故自觉冷。

而李师认为阴虚怕冷离不开先天之本肾和后天之本脾胃，脾肾阴亏，火极似水，故言怕冷。何以论治，兹论如下。

（2）补肾育阴，求先天本

《素问·逆调论》："肾者水也，而生于骨，骨不生则髓不能满，故寒甚至骨也。"肾精不足，骨髓不充，而寒作矣。这里引用《周慎斋医学全书》所言来译经，或为可，"有身体常常恶寒者，盖肾藏精而属水，水涸不能制火，则火燔灼其阴，以致阴虚火动而恶寒，非真恶寒也。盖火极似水，故身中惘懒，觉乎洒淅有似恶寒之状，但日夜无度，静而或作，动而益觉其虚，若神思少息，略得一静，火即潜伏，遇暖而寒即解矣"。他在继承前人的基础上，提出阴虚恶寒非真恶寒也，乃阴虚之怕冷也。火之为物，静则退藏，动则亢上，不拘五脏六腑十二经中，动皆属火。当恬惮虚无，镇之以静，使道心常为一身之主，而人心听命焉。彼诸火者，将寂然不动，故患者养神片刻或遇暖而寒即解也。

火之性不同，在心者为尊，主宰一身，谓之君火；在肾肝者，感心而动，代君行令，谓之相火。当肝肾阴虚，不能涵养寄居肝肾的阳火以致相火妄动，《格致余论》有："肝肾之阴，悉具相火，人而同乎天也"是为应证。正如《素问·天元纪大论》说道："君火以明，相火以位。"明者，君政以仁，即《论语》所说"仁者静"之意。火应离卦，内阴外阳。火之为物，静则退藏。肾主蛰守位，肾者主水，在卦为坎，古时称坎中一阳为真阳，真龙也，然当肾精亏损，失于濡养，水浅龙现，相火亢上，火极似水，此乃阴虚怕冷之证。李师言："此为阴虚怕冷之一证，乃肾精亏损，水不涵木，肝肾相火妄动亢盛，火极似水者也。"《证治汇补》："气从涌泉穴起者，虚之甚也。要知上升之气，自肝而出，中挟相火，自觉冷者，非真冷也，乃火极似水耳。"是为应证。李中梓言："乙癸同源"，即补肾所以补肝，故降妄动相火，重在滋肾育阴，治病求本。

（3）滋养脾阴，求后天本

《素问·生气通天论》中有"脾气不濡"的提法；《难经》中有"血主濡之"，濡为滋养润泽之意，泛指阴血，实指脾阴。临证之时，李师又言："此为阴虚怕冷之二证，乃脾阴亏虚，水谷不化，卫气乏源者也。"何以知之，《素问·痹论》有言："卫者，水谷之悍气也。"又卫气者，所以温分肉、充皮肤、肥腠理、司开合者也。故卫气生于水谷，源于脾胃，卫外温煦之功可知矣。然李东垣后，重脾胃者，但知宜补脾阳，而不知滋养脾阴，李师认为"脾阳不足水谷固不化，脾阴不足水谷仍不化也"。脾为阴土，主司人体运化功能，能影响人体升与降、燥与湿，故脾阴不足，水谷不化，脾失散精，卫气乏源，在表稍少，故言怕冷；或脾阴虚由积郁忧思，内伤劳倦者所起，脾阴虚不能伏火，导致虚火妄动，消烁阴精，暗耗精血，脾损及肾，水不涵木，肝肾相火妄动亢盛，火极似水，阴虚怕冷可也。又肾为先天之本，脾为后天之本，故此治病求本须从脾肾二本中立法，求治以为可。李师认为"然补肾不如补脾，脾得健则易化而食味进，下虽暂虚，亦可少回。"

（4）清热和营，调气和卫

上段以明，相火亢盛，火极似水，热极生寒，或脾阴亏损，卫气乏源，皆可致阴虚怕冷，脾肾阴亏可知。今有李师，法古参今，继承创新，提出"阴虚怕冷为卫气在表不及"。

何以知之？一者因肾者主水，先天之本受五脏六腑之精而藏之，肝肾同源，即当伤及肾之真阴，亦可牵涉肝阴，肝肾阴亏，阴亏生风，朱丹溪在《格致余论序》中明确指出"有阴虚火热，热生风动者"，风善行数变，《素问·疟论》曰："风无常府，卫气之所应，必开其腠理，邪气之所合，则其府也。"又《灵枢·本藏》道："卫气者，所以温分肉、充皮肤、肥腠理、司开合者也"，"卫气充则分肉解利，皮肤调柔，腠理致密矣"，可见内生风邪，卫气必伏于邪气，然此则卫气入行于里而外连于表，表则卫阳稍少，故有洒淅怕冷之状；又肾水亏极，水涸不能制火，火极似水，故身中困懒有似睡意，及睡则卫气稍行于里，然神思少息或予衣被，怕冷即除。《临证指南医案·疟》有道："阳陷入阴者，乃下焦阴气不足。气机升降失常，降多升少，阳陷入阴。"由此可知，下焦的真阴损伤会导致卫外之阳气内陷，此则卫气在半表半里之间也，其本为肾精亏损可知矣。二者脾阴亏损，卫气乏源，在表不充，故阴虚怕冷为卫气在表不及可知矣。《黄帝内经》云"营出于中焦"，说明中焦脾胃得健，营气化源充足；然脾胃受损，营阴亏虚，似有火热，火热携相火作乱，一派火极似水之象。故法宜清热和营，调气和卫。

李师有言："治病处方以调气为要，气调则脏腑大安，百病可除。"又《理虚元鉴》道："气之源头在脾。"卫者，水谷之悍气也。脾胃为气血生化之源，气机升降之枢纽，故通过调理脾胃气机，脾得健卫则和，运化有司，卫气冲和，诸症可除。

李师告诫弟子：临证疑似之症需细辨，然阴症似阳，清之必毙；阳症似阴，温之转伤。当斯时也，非察于天地阴阳之故，气运经脉之微，鲜不误矣。临证之顷，把握基本原则，权衡先后缓急；脉证相合以辨，真假执需慧眼，兼顾伴随症状而用药，必应圆机灵变，以平为期。故学者须审察乎毫厘之际，批导乎隙窾之中，乃可道术合一，其行远哉。

31. 用攻之法，贵在先轻后重

张景岳之言"用补之法，贵在先轻后重，务在成功"，意指临床重用补药应兼顾脾胃受运之功，不然骤然重用补气之品，难免滞气呆胃之弊，故强调补法以循序渐进为宜，抑或补中有通为佳。临床上，我们不难听闻"攻补兼施"之词，补的反义就是攻，因虚则补之，实则泻之，而攻法的范围很大，它囊括了吐法、下法、消法，泻法亦属其中。李师尊古而有所发挥，认为"用攻之法，贵在先轻后重，以轻就重，探其机底，适可而止，方不伤正"。

临证在"实"的范畴中，见单纯实证者极少，多为虚实夹杂，因虚致实者。虚实夹杂证候属实偏重，若一味攻泻实邪则虚愈虚，若攻泻之中兼顾补法虽能勉强对证，然实邪不易祛除，因攻法之中参以补法犹如驱贼之中有"拔河"之势，故病不易愈，我们都知道拔河对势最是相持不下，即是此意，所以攻补兼施稍是矛盾。有人问，若先以补法使机体正气来复，贼邪不是自除了吗？所谓正气存内，邪不可干。李师讲"攻补之中，力量悬殊不知，孰轻孰重，不可而知，若用攻之药如能先轻后重，探其底子强弱，循序去其实，以攻以通为补，实去则机体尚能恢复。"当实浊客邪走掉了，我们人体的自我修复机能就会很好地发挥，睡眠即是最好的诠释。单纯实证者，运用攻法亦要先轻后重，适可而止。比如瘀证，李师尤偏爱赤芍、川芎、红花等类药，初用多以 10 g 上阵，活血之外，李师言其轻用有养血和血之功，"先轻"即是寓补于攻，尔后用之药量递增至 20 g、30 g 等以增强攻法之力；又比如用泻法，便秘之人，李师善用"火麻仁、白芍、生白术"等品，火麻仁初用 15 g，后用 20 g、30 g 不等，白芍初用 25 g，白术初用 15 g，而后逐渐递增，白芍 35 g、45 g，白术 25 g、35 g。

中医治疗疾病注重正气，对疾病中的一些"邪实积聚"，在辨证论治运用有毒、峻烈之品时更应把握先轻后重之原则。

32. 便秘从气始

便秘是指由于大肠传导失司，导致大便秘结，排便周期延长或周期不长，但粪质干结，排出艰难，或粪质不硬甚或溏烂，虽频有便意，但排便不畅的病证。考《灵枢·杂病》有关便秘的论述"腹满，大便不利……取足少阴；腹满，食不化，腹响响然，不能大便，取足太阴"，可见便秘与脾气、肾气的关系密切。后世医家多有发挥，认为有热秘、气秘、冷秘、气虚秘、血虚秘、阴虚秘、阳虚秘之分，其中之证又有相互兼杂，纷繁杂乱，而李师认为便秘之治从气始，不失简捷。

李师认为"大肠传导失司，推运宿屎无力乃是便秘病机，而此病机的关键在于气布是否有常"，大肠何以传导失司？落脚点就在于人身之气，因为气具有推运的动力，具有生津、生血、温煦的功能。气主温煦则冷秘、阳虚秘未能见也；气能生津，濡润肠腑，水能载舟则燥屎可除；脾气充盈，血化有常，血虚秘何以由生；这所有的转归点就在于恢复气之升降出入，气的运行通畅有序了，脏腑便各司其职，便秘随之而解。《黄帝内经》云：魄门亦为五脏使。可见，魄门的启闭功能受五脏之气的调节，而其启闭正常与否又影响着脏腑气机的升降。若肝失疏泄，往往犯脾克胃，气机升降失常，运化失司则魄门开合失度；脾气主升，胃腑主降，如清气不升、浊气不降，则肠腑留滞，宿便生矣；大肠之所以能传导是因为肺主肃降，肺气下达，故能传导；肾司二便，主开合，肾中阴阳平衡，肾气固摄，开合协调，则魄门的启闭有序，排泄功能正常；"心者，五脏六腑之大主"，起着主宰生命活动的作用，心脏功能正常，则脏腑活动协调，心失所主，则脏腑气机逆乱，主不明则传导之官的大肠必会受其影响。由此明之，魄门的开合，虽直接由肠腑所主，但与心神的主宰、肝气的条达、脾气的升提、肺气的肃降、肾气的封藏密切相关。

李师告："五脏六腑各具其气，而调气的关键在于和中。"脾胃属土，居中位，为气机运行之轴，脾胃健运，气机出入有序，升降相因。

33. 师父在，治法尚有归根

2018 年 1 月份，全国各地多发流行性感冒，不计其数的儿童患上流感，各地医院的儿科门诊也是爆满，而多数患者经过输液退热治疗，疗效不佳，其中输液之后发热更甚者亦是数不胜数，许多患者也纷纷求助中医药治疗。流行性感冒，简称流感，是由流感病毒引起的一种急性呼吸道传染病，传染性强，发病率高，容易引起暴发流行或大流行。其主要通过含有病毒的飞沫进行传播，人与人之间的接触或与被污染物品的接触也可以传播，典型的临床特点是急起高热，显著乏力，全身肌肉酸痛，而鼻塞、流涕和喷嚏等上呼吸道其他症状相对较轻，根据其证候特点，流感归属于中医的温病范畴。

浙江的一位患者，13 岁，男，于 2018 年 1 月 10 日从学校归来后出现发热，其母求诊于我处方，望闻问知：发热恶寒，体温高达 38.7℃，咳嗽无痰，鼻无流涕，面色潮红，精神尚可，舌边尖红，苔薄黄。余辨证为一派风热郁肺之象，遂处方银翘散加减，处方：金银花 10 g，连翘 10 g，救必应 15 g，炒牛子 10 g，葛根 20 g，柴胡 25 g，黄芩 15 g，木蝴蝶 10 g，薄荷 6 g（后下），山芝麻 15 g，布渣叶 15 g。余嘱咐患者：3 剂，每日 1 剂，冷水浸 20 分钟，武火煮开，后下薄荷，待药香大出，即可收药，取其清宣透达之力。患者母亲遵医嘱，如法煎药，患者于当日中午送服汤药 1 剂，而后患者自觉身有汗出，汗出而身舒爽，其母量其体温降至 36.8℃，父母异常欣喜，感叹于我中药之疗效显著。一剂药尽而热退，患者当日胃纳大开，并于晚餐大饮肉食，父母见其儿恢复往日的生龙活虎，第二日遂送其读书。第二日中午患者高热反复，体温达 38.5℃，无奈告假修养，余嘱其续服中药，以待观察，然中药服下后，体温未得明显下降。第三日服中药依然如此，患者发热达 38.3℃，鼻塞流黄稠涕，鼻翼旁生疮，咳嗽咽痒，痰黄质稠，咽喉红肿，舌边尖红，舌苔黄厚腻。我心想，患者起初风热未盛，郁于肺卫，投以银翘散以辛凉透热，未有逮也，何以现在热势欲胜、热而生湿？遂跑向师父的门诊，向她老人家求助。

师观其舌相，语言：苔黄厚腻，为一派湿热之象，湿热郁于肌腠则热势阻遏不发，故而反复难愈，法当清解湿热。再了解病情后，师告诫说："热病新瘥，热伤胃津，脾胃尚虚，谷道未行，患者虽热稍退，胃纳大开，然亦不可强食之，否则反复。正如《黄帝内经》所谓'病热少愈，食肉则复，多食则遗，此其禁也'。"说罢，处方 3 剂：香薷 10 g，扁豆花 15 g，银花 10 g，连翘 10 g，厚朴 6 g，荷叶 10 g，葛根 15 g，木蝴蝶 6 g，蝉蜕 6 g，桑白皮 10 g，黄芩 10 g，苦杏仁 10 g，白茅根 15 g。师嘱咐煎煮法如前，待香气大出即可，交代饮食清淡。其母告知当晚一服方药下去，体温退至 37℃，患者自诉身体舒畅许多，3 日后，患者热退脉静身凉。上方乃新加香薷饮化裁而来，原方用于主治暑湿外感引起的恶寒发热，无汗、心烦面赤、口渴等病症，李师认为冬日外受风寒夹湿，或单纯由湿热引起的湿烧，均可用新加香薷饮辨证化裁治疗。